Muskelfunktion

Prüfung und klinische Bedeutung

Karin Wieben und Bernd Falkenberg

92 Abbildungen in 258 Einzeldarstellungen
Geleitwort von F.-W. Meinecke

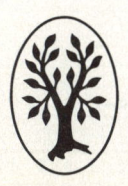

1991
Georg Thieme Verlag Stuttgart · New York

Karin Wieben
Markt 16
2056 Glinde

Bernd Falkenberg
Friedrichstraße 43
5860 Iserlohn

Wichtiger Hinweis:

Wie jede Wissenschaft ist die Medizin ständigen Entwicklungen unterworfen. Forschung und klinische Erfahrung erweitern unsere Erkenntnisse, insbesondere was Behandlung und medikamentöse Therapie anbelangt. Soweit in diesem Werk eine Dosierung oder eine Applikation erwähnt wird, darf der Leser zwar darauf vertrauen, daß Autoren, Herausgeber und Verlag große Sorgfalt darauf verwandt haben, daß diese Angabe dem Wissensstand bei Fertigstellung des Werkes entspricht.

Für Angaben über Dosierungsanweisungen und Applikationsformen kann vom Verlag jedoch keine Gewähr übernommen werden. Jeder Benutzer ist angehalten, durch sorgfältige Prüfung der Beipackzettel der verwendeten Präparate und gegebenenfalls nach Konsultation eines Spezialisten, festzustellen, ob die dort gegebene Empfehlung für Dosierungen oder die Beachtung von Kontraindikationen gegenüber der Angabe in diesem Buch abweicht. Eine solche Prüfung ist besonders wichtig bei selten verwendeten Präparaten oder solchen, die neu auf den Markt gebracht worden sind. Jede Dosierung oder Applikation erfolgt auf eigene Gefahr des Benutzers. Autoren und Verlag appellieren an jeden Benutzer, ihm etwa auffallende Ungenauigkeiten dem Verlag mitzuteilen.

Die Deutsche Bibliothek – CIP-Einheitsaufnahme

Wieben, Karin:
Muskelfunktion : Prüfung und klinische Bedeutung / Karin Wieben und Bernd Falkenberg. – Stuttgart ; New York : Thieme, 1991
    ISBN 3-13-742701-0
NE: Falkenberg, Bernd:

© 1991 Georg Thieme Verlag, Rüdigerstraße 14, D-7000 Stuttgart 30
Printed in Germany

Satz: Ludwig Auer GmbH, Donauwörth (gesetzt auf Linotron 202, System 4)

Druck: Druckhaus Götz KG, D-7140 Ludwigsburg

ISBN 3-13-742701-0   1 2 3 4 5 6

Geleitwort

Die Bemühungen, muskuläre Ausfallserscheinungen zu bewerten und vergleichbare Ergebnisse zu erarbeiten, reichen heute fast 80 Jahre zurück (L. Daniels et al., 1962). Verfolgt man diese Entwicklung, so wird nicht nur die Bedeutung solcher Verfahren in der täglichen Arbeit, sondern auch das Bestreben der Benutzer deutlich, die Muskelfunktionstests noch praxisnäher und funktionsgerechter zu gestalten. Sie dienen der ersten Standortbestimmung bei der Übernahme der Patienten, der Überprüfung der Therapieergebnisse durch Nachuntersuchungen in regelmäßigen Abständen und der Festlegung des Abschlußbefundes. So erhalten Ärzte, Krankengymnasten, Ergo- und Sporttherapeuten Informationen über die einzuschlagenden therapeutischen Wege und deren notwendige Änderung, über Rückbildungen vorhandener Lähmungen, über erforderliche Hilfen zur Selbsthilfe im täglichen Leben und im nachstationären Bereich. Die Patienten erkennen Therapiegewinne und können Ängste abbauen, Therapeuten ihre Behandlungsverfahren auf die individuell ermittelten funktionellen Gegebenheiten einstellen. Trainer und sportliche Betreuer im Rehabilitations- und Behindertensport erhalten wertvolle Unterlagen für die Beurteilung sportlicher Leistungsbreiten. Einheitliche Grundlagen im nationalen und internationalen Bereich erlauben vergleichbare Untersuchungen verschiedener ärztlicher, krankengymnastischer oder ergotherapeutischer Behandlungsansätze.

Rückenmarkschäden weisen in ihren Folgen eine große Variationsbreite vollständiger und teilweiser Lähmungen auf. Sie sind damit besonders geeignet, isolierte Ausfallserscheinungen, deren Untersuchungsverfahren und Kompensationsmöglichkeiten zu analysieren. Waren es in den fünfziger Jahren die peripheren Lähmungen nach Poliomyelitis, die zum Ausbau vorhandener Testmethoden führten, so sind es seit vielen Jahren die verbesserten Therapieverfahren bei Querschnittlähmungen, die den Wunsch nach Neuorientierungen erwecken.

Karin Wieben war über viele Jahre Leiterin der krankengymnastischen Abteilung des Querschnittgelähmten-Zentrums des Berufsgenossenschaftlichen Unfallkrankenhauses Hamburg, Bernd Falkenberg war einer ihrer Mitarbeiter. Gemeinsam entwickelten sie Vorstellungen zu diesem Buch, die sich aus ihrer täglichen Arbeit mit Tetra- und Paraplegikern vom Unfalltage an bis zum Abschluß der umfassenden Rehabilitation in enger Zusammenarbeit mit dem übrigen Team ergaben.

So ergänzen sie jetzt das bewährte, international anerkannte Bewertungssystem von Muskelfunktions-Grad 0–5 um den Grad 6, der es erlaubt, etwas über die Ausdauer einer Bewegung auszusagen, wodurch sich vielleicht noch eine Restschwäche aufzeigen läßt. Den funktionellen Beschreibungen fügen sie nicht nur die gängigen Lähmungsbilder, sondern auch die Auswirkungen verbliebener Schwächen auf die Alltagsbewegungen hinzu. Eine zusätzliche Möglichkeit, larvierte Defizite zu erkennen und ggf. therapeutischen Ansätzen zugänglich zu machen.

Wer Neuland betritt, rechnet nicht nur mit Zustimmung, er muß auch auf Kritik eingestellt sein. Solche Diskussionen entscheiden über die breite Anwendbarkeit neuer oder ergänzender Verfahren. In jedem Falle bringen sie Klarheit in manche noch offenen Fragen. Davon lebt der Fortschritt, zu dem auch diese Darstellung sicher beitragen kann.

Reinbek, im März 1991

Dr. med. F.-W. Meinecke
ehem. Chefarzt des Querschnittgelähmten-Zentrums des
Berufsgenossenschaftlichen
Unfallkrankenhauses Hamburg

Vorwort

Muskelsynergie ist das Zusammenwirken verschiedener Muskelgruppen bei dynamischer oder statischer Beanspruchung des Bewegungsapparates. Erst dieses Zusammenspiel ermöglicht volle Kraftentfaltung und koordinierte Bewegungen. Das Wissen um dieses Zusammenwirken verschiedener muskulärer Abläufe ist erforderlich, um einen gestörten Bewegungsablauf zu analysieren.

Der Muskelfunktionsstatus gibt uns hierbei die Möglichkeit, manuell den Grad einer Schwäche, während einer Bewegung, zu beurteilen. Er bildet die Grundlage, Ursachen, die zu einem gestörten Bewegungsablauf führen, zu erkennen.

Um eine Aussage über die Ausdauer bei maximaler Kraft zu erhalten, haben wir die Note 6 (10malige Wiederholung gegen maximalen Widerstand) in die Bewertungsskala mit einbezogen.

Im Laufe unserer Tätigkeit in einem Zentrum für Rückenmarkverletzte mußten wir erkennen, daß die gebräuchlichen „Muskelteste" nur unter Vorbehalt Gültigkeit hatten.

In vielen verschiedenen Zentren, Schulen und anderen klinischen Einrichtungen hat sich die Ansicht manifestiert, daß es möglich sei, die Kraft eines Muskels durch bestimmte Gelenkeinstellungen isoliert zu bewerten. Ein Muskel kann auf seine Innervation bzw. Kontraktionsfähigkeit oder auch auf eine Verkürzung geprüft werden. Jedoch sollte der Prüfer nicht dem Irrtum unterliegen, auch die Kraft eines Muskels isoliert beurteilen zu können. Eine Bewegung wird immer (mit wenigen Ausnahmen) synergistisch von mehreren Muskeln durchgeführt. Der prozentuale Kraftanteil der an der entsprechenden Bewegung beteiligten Muskeln ist unterschiedlich hoch.

Die Ursache für diese einseitige Entwicklung in der Muskelfunktionsprüfung ist dem Fehlen einer adäquaten Dokumentationsmöglichkeit zuzuschreiben. Ein Prüfungsbogen muß für die Diagnostik und Prognosestellung Angaben über die Innervation eines jeden Muskels beinhalten und aussagen, mit welchem Kraftgrad eine Bewegung durchgeführt werden kann.

Obwohl diese Veröffentlichung überwiegend an die Krankengymnasten gerichtet ist, sind auch andere medizinische Berufsgruppen wie z. B. Ärzte, Ergotherapeuten und klinische Sporttherapeuten gefordert, sich mit dieser Thematik auseinanderzusetzen, um entsprechende Behandlungsmaßnahmen ergreifen zu können.

Wir möchten allen an der Gestaltung dieses Buches mitwirkenden Personen danken und hoffen, daß es dem Leser in seiner praktischen Tätigkeit eine Hilfe sein wird.

Inhaltsverzeichnis

Grundlagen

Muskelfunktionsstatus

Der manuelle Muskelfunktionsstatus

Der manuelle Muskelfunktionsstatus bietet die Möglichkeit, mit geringem technischem Aufwand die Ausdehnung und den Grad einer Muskelschwäche zu bestimmen.

Bei neurologischen Krankheitsbildern ist die korrekte Aussage über die Muskelfunktion hilfreich bei der Erstellung von Differentialdiagnosen und Prognosen. Weiterhin ist es ein wertvolles Mittel, um muskuläre Dysbalancen objektiv zu analysieren (siehe auch Muskelsynergie und Auswertung der Muskelfunktionsprüfung). Durch regelmäßige Wiederholungen einer solchen Befunderhebung läßt sich der krankengymnastische Behandlungsverlauf objektivieren, das Behandlungsziel prüfen und der Behandlungsplan optimaler gestalten.

Voraussetzungen für die Genauigkeit des Muskelfunktionsstatus

Für die Beurteilung der aktiven Bewegungsmöglichkeit in einem Gelenk wird vorausgesetzt, daß der Prüfer detaillierte Grundkenntnisse über Gelenkmechanik, Muskelverlauf und -funktion besitzt. Genauigkeit und Sorgfalt sind wichtige Voraussetzungen für die Verläßlichkeit der Prüfung, und sicherlich gehören ausreichende Erfahrungen dazu, um unter Abwägung aller Kriterien einen objektiven Status zu erstellen.

Ein Muskelfunktionsstatus, der ungenau durchgeführt wird, kann durch seine fehlerhafte Aussage verwirren und Grundlage für falsche Rückschlüsse sein.

Folgende Punkte müssen bei der Durchführung berücksichtigt werden:

- Die Muskelfunktionsprüfung muß immer aus einer korrekten Ausgangsstellung und unter Beibehaltung der entsprechenden Bewegungsebene erfolgen.
- Ist eine Fixation für die Prüfung erforderlich, so erfolgt sie durch den Prüfer immer proximal des zu bewegenden Gelenkes.
- Individuelle Einflüsse werden weitgehend gering gehalten, wenn der Muskelfunktionsstatus immer von demselben Prüfer durchgeführt wird. Nach Möglichkeit sollte er nicht vom behandelnden Therapeuten aufgestellt werden, da dieser in der Regel nicht wertfrei urteilen kann.
- Vor Ermittlung des Kraftgrades muß das passive Bewegungsausmaß geprüft werden. Bewegungseinschränkungen, die aus unterschiedlichen Ursachen resultieren können, werden berücksichtigt und durch einen Vermerk in die Bewertung mit einbezogen. Sie können ligamentärer, kapsulärer, ossärer, muskulärer oder schmerzhafter Na-

tur sein. Ein Gelenkstatus nach der Neutral-Null-Methode muß beigefügt werden, wenn das normale Bewegungsausmaß aus diesen Gründen nicht erreicht werden kann.

– Die Höhe des Widerstandes ist immer in Abhängigkeit zum Alter und Geschlecht des Patienten und zu den zu prüfenden Funktionen zu setzen. So wird der Widerstand für die Extension im Endgelenk des Daumens geringer sein als z. B. der für die Flexion im Ellenbogengelenk.
In Zweifelsfällen kann die gesunde Seite zur Ermittlung der individuellen Maximalkraft herangezogen werden.

– Das Ergebnis des Muskelfunktionsstatus muß auf einem Prüfungsbogen dokumentiert werden.

– Bei einer Spastizität ist eine Befunderhebung nach diesem System nicht durchführbar.

Beurteilung des Kraftgrades

0 = Keine sicht- oder tastbare Anspannung eines an der Bewegung beteiligten Muskels

1 = Sicht- oder tastbare Kontraktion eines an der Bewegung beteiligten Muskels.

Die Innervation eines Muskels kann durch Tasten am Ursprung, Ansatz oder Muskelbauch geprüft werden.

In Einzelfällen ist eine Kontraktion leichter festzustellen, wenn Ansatz und Ursprung eines Muskels angenähert sind.

Die Palpationspunkte sind in den anschließenden Abschnitten für die Muskelfunktionsprüfung bildlich dargestellt und beschrieben.

Ist die Innervation eines an der Bewegung beteiligten Muskels fraglich, so muß die Prüfung unter seiner Hauptfunktion erfolgen.

Einige Muskeln können, bedingt durch ihre anatomische Lage, nicht palpiert werden. Sie sind in den jeweiligen Testabschnitten aufgeführt.

2 = Die Bewegung wird vollständig unter Aufhebung der Schwerkraft durchgeführt.

Damit entstehende Reibungswiderstände während einer Bewegung vermieden werden, wird zwischen den zu bewegenden Körperabschnitt und die Unterlage ein Tuch gelegt.

3 = Die Bewegung wird vollständig gegen die Schwerkraft durchgeführt.

4 = Die Bewegung wird vollständig gegen die Schwerkraft und mittel-
gradigen Widerstand durchgeführt.

5 = Die Bewegung wird vollständig gegen die Schwerkraft und maximalen Widerstand durchgeführt.

6 = Die Bewegung wird vollständig mindestens 10mal gegen die
Schwerkraft und maximalen Widerstand durchgeführt. Über die
10malige Wiederholung erhalten wir eine Aussage über die Kraft-
ausdauer (Maximalkraft × Anzahl der Kontraktionen).

Liegt die Muskelfunktionsprüfung in diesem Kraftgradbereich, so
ist der Übergang zur normalen Kraft (individuelle Maximalkraft)
manuell nicht zu erfassen. Durch isokinetische Kraftmessungen
(Cybex-Gerät) ist es möglich, hier besser zu differenzieren.

Kann für die Bewertungen 3, 4, 5 und 6 bei den Muskelfunktionsprü-
fungen das Prinzip der Schwerkraft nicht zugrunde gelegt werden, muß
dieses durch manuellen Widerstand ausgeglichen werden.

Liegt der Kraftgrad zwischen zwei Beurteilungsnoten, so wird der
untere Wert dokumentiert.

Dokumentation des Muskelfunktionsstatus

Für eine übersichtliche und informative Dokumentation ist ein Prüfungsbogen erforderlich. Neben den persönlichen Angaben zu dem
Patienten müssen folgende Informationen enthalten sein:

– welche Muskeln sind innerviert und führen somit die Bewegung
  durch, zu kennzeichnen durch ein Kreuz in der jeweiligen Zeile des
  Muskels,
– mit welchem Kraftgrad und mit welcher Ausdauer wird eine Bewegung durchgeführt, zu kennzeichnen durch die Noten 0–7 in der
  Zeile der Bewegung,
– zur Präsenz der Anatomie sollte angegeben sein, aus welchem Rük-
  kenmarksegment die Innervation eines Muskels erfolgt und welcher
  periphere Nerv für die Versorgung verantwortlich ist,
– die Daten der Prüfungen,
– der Name des Prüfers.

linke Seite

Datum:

Name des Patienten: _____
Geb.-Datum: _____
Diagnose: _____
Name des Prüfers: _____

HWS-Extension

zervikaler Anteil d. autocht. Rückenm., C1–C8, Rr. dors. d. Spinalnerven

BWS-Extension

thorakaler Anteil d. autocht. Rückenm., Th1–Th12, Rr. dors. d. Spinalnerven

LWS-Extension

lumbaler Anteil d. autocht. Rückenm., L1–L5, Rr. dors. d. Spinalnerven

HWS-Flexion

M. sternocleidomastoideus, N. accessorius u. C1–C2 Plexus cervicalis

M. rectus capitis anterior, Plexus cervicalis C1–C4

M. longus capitis, Plexus cervicalis C1–C4

M. longus colli, Plexus cervicalis u. brachialis C2–C8

Rumpf-Flexion

M. rectus abdominis, Th5–Th12, Nn. intercostales

Mm. obliquus ext. et int. abdominis, Th5–Th12, Nn. intercostales

Rumpf-Rotation nach rechts

M. obliquus ext. abdominis, Th5–Th12, Nn. intercostales

M. obliquus int. abdominis, Th10–Th12, Nn. intercostales und L1

rechte Seite

Datum:

Th6

Rumpf-Rotation nach links

M. obliquus ext. abdominis, Th5–Th12, Nn. intercostales						
M. obliquus int. abdominis, Th10–Th12, Nn. intercostales und L1						

Rumpf-Lateralflexion

M. erector spinae, C1–S4, Rr. dorsales d. Spinalnerven						
M. obliquus ext. abdominis, Th5–Th12, Nn. intercostales						
M. obliquus int. abdominis, Th10–Th12, Nn. intercostales und L1						
M. rectus abdominis, Th5–Th12, Nn. intercostales						
M. latissimus dorsi, C6–C8, N. thoracodorsalis						
M. quadratus lumborum, Th12, N. intercostales, L1–L3, Plexus lumbalis						

Name des Patienten: _____
Geb.-Datum: _____
Diagnose: _____
Name des Prüfers: _____

rechte Seite									Muskel / Nerv	linke Seite							
									Schulterblatt-kranialwärts								
									M. trapezius pars desc., N. accessorius und R. trapezius C2–C4								
									M. levator scapulae, C4–C5, N. dorsalis scapulae								
									Schulterblatt-kaudalwärts								
									M. trapezius pars ascend., N. accessorius und R. trapezius C2–C4								
									M. serratus anterior, C5–C7, N. thoracicus longus								
									Schulterblatt-dorsomedialwärts								
									M. trapezius, N. accessorius und R. trapezius C2–C4								
									Mm. rhomboidei, C4–C5, N. dorsalis scapulae								
									M. latissimus dorsi, C6–C8, N. thoracodorsalis								
									Schulterblatt-ventrolateralwärts								
									M. serratus anterior, C5–C7, N. thoracicus longus								
									Mm. pectoralis major et minor, C5–Th1, Nn. pectorales								
									Schultergelenk-Elevation								
									M. deltoideus pars clavicularis, C4–C6, N. axillaris								
									M. biceps brachii, C5–C6, N. musculocutaneus								

Datum: _____ (rechte Seite)

Datum: _____ (linke Seite)

Schultergelenk-Retroversion

M. teres major, C6–C7, N. thoracodorsalis										
M. latissimus dorsi, C6–C8, N. thoracodorsalis										
M. triceps brachii caput longum, C6–C8, N. radialis										
M. deltoideus pars spinalis, C4–C6, N. axillaris										

Schultergelenk-Abduktion

M. deltoideus, C4–C6, N. axillaris										
M. supraspinatus, C4–C6, N. suprascapularis										

Schultergelenk-Adduktion

M. pectoralis major, C5–Th1, Nn. pectorales										
M. triceps brachii caput longum, C6–C8, N. radialis										
M. teres major, C6–c7, N. thoracodorsalis										
M. latissimus dorsi, C6–C8, N. thoracodorsalis										

Schultergelenk-Außenrotation

M. infraspinatus, C4–C6, N. suprascapularis										
M. teres minor, C5–C6, N. axillaris										

Schultergelenk-Innenrotation

M. subscapularis, C5–C8, N. subscapularis										
M. teres major, C6–C7, N. thoracodorsalis										

Ellenbogengelenk-Flexion
- M. biceps brachii, C5–C6, N. musculocutaneus
- M. brachialis, C5–C6, N. musculocutaneus
- M. brachioradialis, C5–C6, N. radialis

Ellenbogengelenk-Extension
- M. triceps brachii, C6–C8, N. radialis

Ellenbogengelenk-Supination
- M. supinator, C5–C6, N. radialis
- M. biceps brachii, C5–C6, N. musculocutaneus

Ellenbogengelenk-Pronation
- M. pronator quadratus, C8–Th1, N. medianus
- M. pronator teres, C6–C7, N. medianus

Handgelenk-Extension
- M. extensor digitorum communis, C6–C8, N. radialis
- M. extensor carpi radialis longus, C5–C7, N. radialis
- M. extensor indicis, C6–C8, N. radialis
- M. extensor carpi radialis brevis, C5–C7, N. radialis

C5

C7

C6

Handgelenk-Flexion

- M. Flexor digitorum superficialis, C7–Th1, N. medianus
- M. flexor digitorum profundus, C7–Th1 N. medianus u. N. ulnaris
- M. flexor carpi ulnaris, C7–C8, N. ulnaris
- M. flexor pollicis longus, C7–C8, N. medianus
- M. flexor carpi radialis, C6–C7, N. medianus

Handgelenk-Ulnarabduktion

- M. extensor carpi ulnaris, C7–C8, N. radialis
- M. flexor carpi ulnaris, C7–C8, N. ulnaris

Finger-Flexion/MCP

- Mm. interossei dorsales et palmares, C8–Th1, N. ulnaris
- Mm. lumbricales, C8–Th1, N. medianus und N. ulnaris
- M. flexor digitorum superficialis, C7–Th1, N. medianus
- M. flexor digitorum profundus, C7–Th1, N. medianus u. N. ulnaris

Finger-Flexion/PIP

- M. flexor digitorum superficialis, C7–Th1, N. medianus
- M. flexor digitorum profundus, C7–Th1, N. medianus u. N. ulnaris

Finger-Flexion/DIP

- M. flexor digitorum profundus, C7–Th1, N. medianus u. N. ulnaris

C8
C8

Finger-Extension/MCP

	M. extensor digitorum communis, C6–C8, N. radialis
	M. extensor indicis, C6–C8, N. radialis
	M. extensor digiti minimi, C6–C8, N. radialis

Finger-Extension/PIP u. DIP

	M. extensor digitorum communis, C6–C8, N. radialis
	M. extensor indicis, C6–C8, N. radialis
	M. extensor digiti minimi, C6–C8, N. radialis
	Mm. interossei dorsales et palmares, C8–Th1, N. ulnaris
	Mm. lumbricales, C8–Th1, N. medianus und N. ulnaris

Finger-Spreizen

	Mm. interossei dorsales, C8–Th1, N. ulnaris
	M. abductor digiti minimi, C8–Th1, N. ulnaris

Finger-Schließen

	Mm. interossei palmares, C8–Th1, N. ulnaris

Daumen-Flexion Sattelgelenk

	M. flexor pollicis longus, C7–C8, N. medianus
	M. flexor pollicis brevis, C8–Th1, N. medianus und N. ulnaris
	M. abductor pollicis brevis, C8–Th1, N. medianus
	M. opponens pollicis, C6–C7, N. medianus

Th1 Th1

Daumen-Flexion Grundgelenk
- M. flexor pollicis longus, C7–C8, N. medianus
- M. flexor pollicis brevis, C8–Th1, N. medianus u. N. ulnaris

Daumen-Flexion Endgelenk
- M. flexor pollicis longus, C7–C8, N. medianus

Daumen-Extension Sattelgelenk
- M. extensor pollicis longus, C7–C8, N. radialis
- M. extensor pollicis brevis, C7–Th1, N. radialis
- M. abductor pollicis longus, C7–C8, N. radialis

Daumen-Extension Grundgelenk
- M. extensor pollicis longus, C7–C8, N. radialis
- M. extensor pollicis brevis, C7–Th1, N. radialis

Daumen-Extension Endgelenk
- M. extensor pollicis longus, C7–C8, N. radialis

Daumen-Adduktion Sattelgelenk
- M. adductor pollicis, C8–Th1, N. ulnaris
- M. flexor pollicis brevis, C8–Th1, N. medianus und N. ulnaris

Daumen-Abduktion Sattelgelenk
- M. abductor pollicis longus, C7–C8, N. radialis
- M. abductor pollicis brevis, C8–Th1, N. medianus

Name des Patienten: _____
Geb.-Datum: _____
Diagnose: _____
Name des Prüfers: _____

rechte Seite — Datum: L2
linke Seite — Datum:

Hüftgelenk-Flexion

- M. iliopsoas, L1–L4, Plexus lumbalis und N. femoralis
- M. rectus femoris, L2–L4, N. femoralis
- M. tensor fascia latae, L4–L5, N. glutaeus superior
- M. sartorius, L1–L3, N. femoralis

Hüftgelenk-Extension

- M. glutaeus maximus, L5–S2, N. glutaeus inferior
- Mm. semimembranosus et semitendinosus, L5–S2, N. tibialis
- Mm. glutaeus medius et minimus, L4–S1, N. glutaeus superior
- M. adductor magnus, L3–L5, N. obturatorius und N. tibialis
- M. biceps femoris, caput longum, L5–S2, N. tibialis

Hüftgelenk-Adduktion

- Mm. adductores, L2–L5, N. obturatorius und N. tibialis
- M. glutaeus maximus, L5–S2, N. glutaeus inferior
- Mm. semimembranosus et semitendinosus, L5–S2, N. tibialis

L1

Hüftgelenk-Abduktion

Mm. glutaeus medius et minimus, L4–S1, N. glutaeus superior

M. tensor fascia latae, L4–L5, N. glutaeus superior

M. glutaeus maximus, L5–S2, N. glutaeus inferior

Hüftgelenk-Außenrotation

M. glutaeus maximus, L5–S2, N. glutaeus inferior

Mm. glutaeus medius et minimus, dors. Anteil, L4–S1, N. glutaeus superior

kurze Außenrotatoren, L1–S2, N. obturatorius, N. glutaeus inf., Plexus sacralis

Hüftgelenk-Innenrotation

Mm. glutaeus medius et minimus, L4–S1, N. glutaeus superior

M. tensor fascia latae, L4–L5, N. glutaeus superior

Kniegelenk-Extension

M. quadriceps femoris, L2–L4, N. femoralis

Kniegelenk-Flexion

Mm. semimembranosus et semitendinosus, L5–S2, N. tibialis

M. biceps femoris, L5–S2, N. tibialis und N. peroneus

Fuß-Plantarflexion

M. triceps surae, S1–S2, N. tibialis

L5

L3

S1

Fuß-Dorsalextension

M. tibialis anterior, L4–L5, N. peronaeus profundus

M. extensor digitorum longus, L5–S1, N. peronaeus profundus

M. extensor hallucis longus, L4–S1, N. peronaeus profundus

Fuß-Pronation

Mm. peronaeus longus et brevis, L5–S1, N. peronaeus superficialis

M. extensor digitorum longus, L5–S1, N. peronaeus profundus

Fuß-Supination

M. triceps surae, S1–S2, N. tibialis

M. tibialis posterior, L4–L5, N. tibialis

M. tibialis anterior, L4–L5, N. peronaeus profundus

Zehenflexion

M. flexor digitorum longus, S1–S3, N. tibialis

M. flexor digitorum brevis, L5–S1, N. plantaris medialis

Großzehenflexion

Mm. flexor hallucis longus et brevis, L5–S3, N. tibialis u. N. plantaris med.

Zehenextension

Mm. extensor digitorum longus et brevis, L5–S2, N. peronaeus profundus

Großzehenextension

Mm. extensor hallucis longus et brevis, L4–S2, N. peronaeus profundus

L4

Segmentale Innervationsschemata

Das motorische und das sensible Innervationsschema geben uns die Möglichkeit, eine Höhenzuordnung bei neurologischen Schädigungen vorzunehmen und zwischen zentraler und peripherer Störung zu differenzieren.

Die Abb. 1 zeigt das *motorische Innervationsschema.* Hier wird die topographische Beziehung der Rückenmarksegmente zu den Wirbelkörpern deutlich. Während im oberen Bereich der Wirbelsäule Rückenmarksegment und Wirbelkörper noch weitgehend auf einer Höhe liegen, ist im unteren Bereich der Wirbelsäule eine deutliche Verschiebung sichtbar. So befindet sich das 5. Lumbalsegment zwischen dem 11. und 12. Brustwirbel.

Die aufgeführten Muskeln sind Kennmuskeln. Es sind Muskeln, die in ihrer Innervation überwiegend einem Rückenmarksegment zugeordnet werden können. Durch die Überprüfung dieser Muskeln ist eine segmentale Höhenzuordnung bei neurologischen Störungen möglich. Ist z. B. bei einer Querschnittlähmung der M. triceps brachii noch innerviert, aber unterhalb C7 kein Kennmuskel mehr aktiv, so spricht man von einer kompletten Querschnittlähmung unterhalb von C7. Wenn bei einem lumbalen Bandscheibenschaden der M. tibialis anterior geschwächt ist, muß die Schädigung in Höhe des Rückenmarksegmentes L4 liegen.

Das *sensible Innervationsschema* (Abb. 2–5) dient ebenfalls dazu, die Läsionshöhe des Rückenmarkes zu bestimmen. Bei einer segmentalen Schädigung ist die sensible Störung im Bereich des gesamten Dermatoms (linke Körperseite der Abb. 2 u. 3) festzustellen.

Bei einer peripheren Störung ist die Parästhesie oder Ästhesie im Bereich des entsprechenden Hautnerven (rechte Körperseite der Abb. 2 u. 3) vorzufinden.

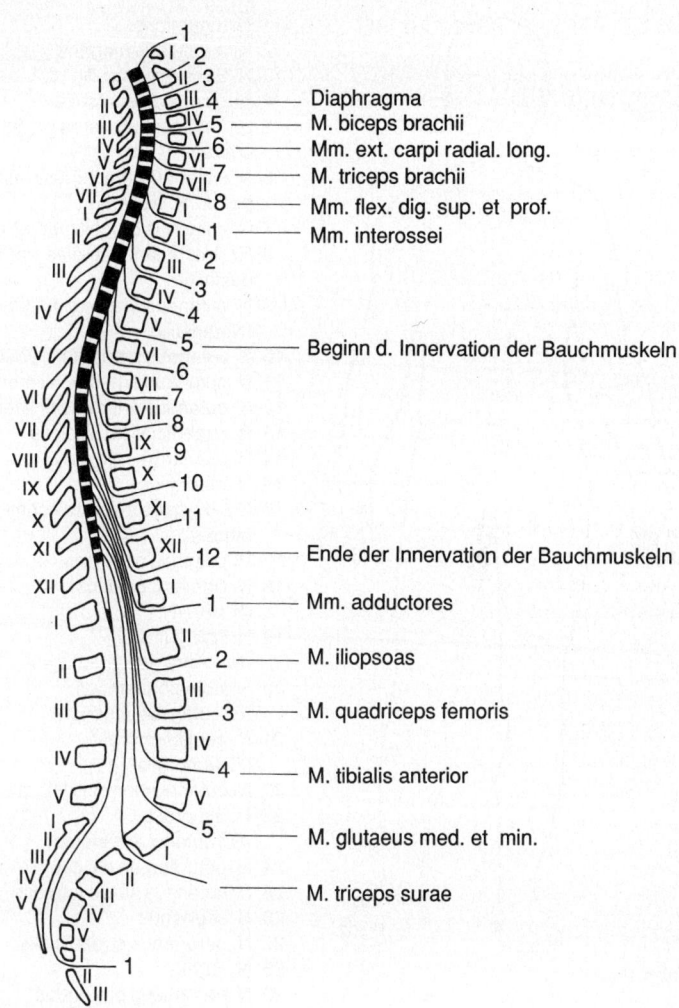

Diaphragma
M. biceps brachii
Mm. ext. carpi radial. long.
M. triceps brachii
Mm. flex. dig. sup. et prof.
Mm. interossei

Beginn d. Innervation der Bauchmuskeln

Ende der Innervation der Bauchmuskeln
Mm. adductores
M. iliopsoas
M. quadriceps femoris
M. tibialis anterior
M. glutaeus med. et min.
M. triceps surae

Abb. 1

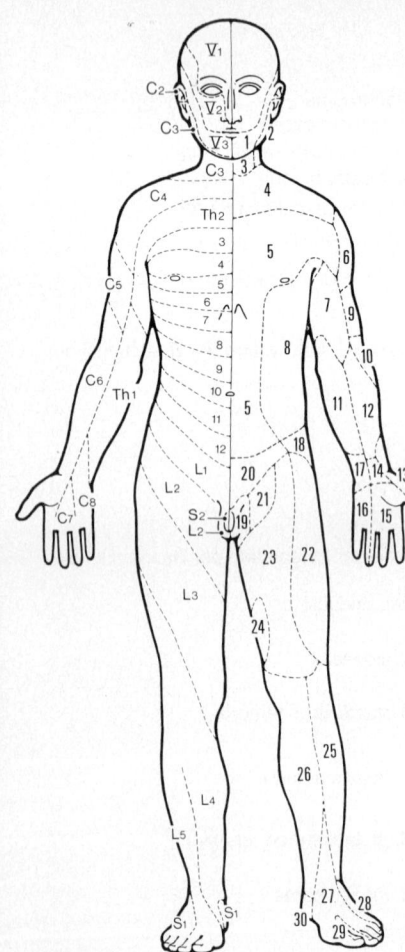

Abb. 2

1 N. trigeminus
2 N. auricularis magnus
3 N. transversus colli
4 Nn. supraclaviculares
5 Rr. cutanei anteriores nn. inter-
  costalium
6 N. cutaneus brachii lateralis superior (N. axillaris)
7 N. cutaneus brachii medialis
8 Rr. mammarii laterales nn. inter-
  costalium
9 N. cutaneus brachii posterior
  (N. radialis)
10 N. cutaneus antebrachii posterior
11 N. cutaneus antebrachii medialis
12 N. cutaneus antebrachii lateralis
13 R. superficialis n. radialis
14 R. palmaris n. mediani
15 N. medianus
16 Nn. digitales palmares com-
   munes
17 R. palmaris n. ulnaris
18 N. iliohypogastricus
   (R. cut. lat.)
19 N. ilioinguinalis
   (Nn. scrotales anteriores)
20 N. iliohypogastricus
   (R. cutaneus anterior)
21 N. genitofemoralis
   (R. femoralis)
22 N. cutaneus femoris lateralis
23 N. femoralis
   (Rr. cutanei anteriores)
24 N. obturatorius (R. cut.)
25 N. cutaneus surae lateralis
26 N. saphenus
27 N. peronaeus superficialis
28 N. suralis
29 N. peronaeus profundus
30 N. tibialis (Rr. calcanei)

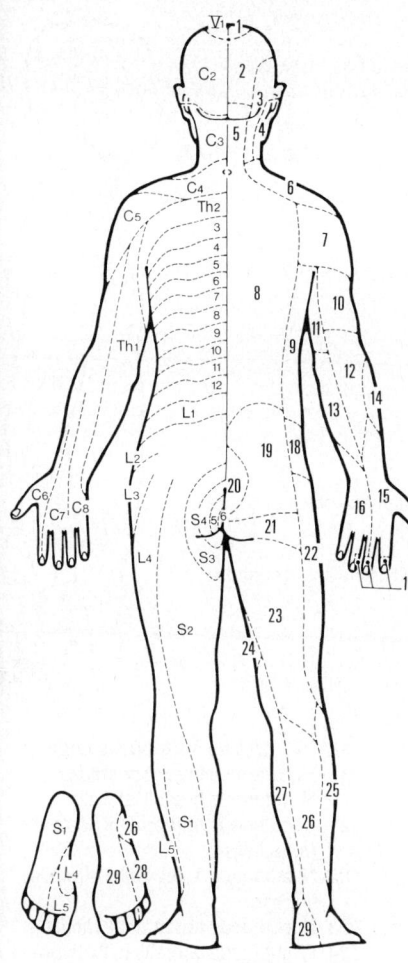

1 N. frontalis (V_1)
2 N. occipitalis major
3 N. occipitalis minor
4 N. auricularis magnus
5 Rr. dorsales nn. cervicales
6 Nn. supraclaviculares
7 N. cutaneus brachii lateralis superior (N. axillaris)
8 Rr. dors. nn. spin. cervic., thorac., lumb.
9 Rr. cutanei laterales nn. inter-costalium
10 N. cutaneus brachii posterior
11 N. cutaneus brachii medialis
12 N. cutaneus antebrachii posterior
13 N. cutaneus antebrachii medialis
14 N. cutaneus antebrachii lateralis
15 R. superficialis n. radialis
16 R. dorsalis n. ulnaris
17 N. medianus
18 N. iliohypogastricus (R. cut. lat.)
19 Nn. clunium superiores
20 Nn. clunium medii
21 Nn. clunium inferiores
22 N. cutaneus femoris lateralis
23 N. cutaneus femoris posterior
24 N. obturatorius (R. cut.)
25 N. cutaneus surae lateralis
26 N. suralis
27 N. saphenus
28 N. plantaris lateralis
29 N. plantaris medialis

Abb. 3

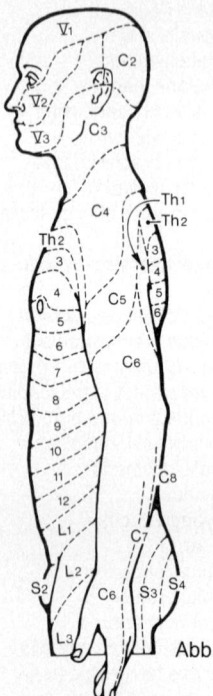

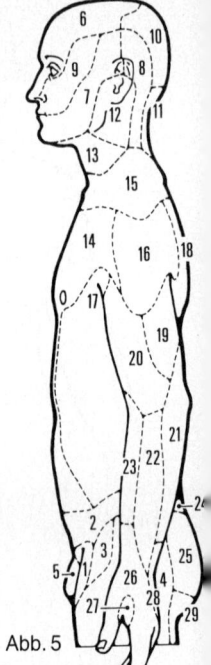

Abb. 4   Seitenansicht: radikuläre
Innervation

Abb. 5   Seitenansicht: periphere
Innervation

Abb. 4   Abb. 5

1 N. ilioinguinalis
2 N. iliohypogastricus
3 N. genitofemoralis (R. femoralis)
4 N. cutaneus femoris lateralis
5 N. dorsalis penis
   (N. pudendus)
6 N. trigeminus/1
7 N. trigeminus/3
8 N. occipitalis minor
9 N. trigeminus/2
10 N. occipitalis major
11 Rr. dorsales nn. cervicalium
12 N. auricularis magnus
13 N. transversus colli
14 Rr. cutanei ant. nn. intercostalium
15 Nn. supraclaviculares
16 N. cutaneus brachii lateralis superior
    (N. axillaris)
17 Nn. intercostobrachiales
    (nn. intercostalium)

18 Rr. dorsales nn. thoracicorum
19 N. cutaneus brachii posterior
20 N. cutaneus brachii lateralis
21 N. cutaneus antebrachii posterior
    (n. radialis)
22 N. cutaneus antebrachii lateralis
    superior
23 N. cutaneus antebrachii medialis
24 R. cutaneus lateralis n. iliohypo-
    gastrici
25 Nn. clunium superiores
26 R. superficialis n. radialis
27 Autonomes Gebiet des R. super-
    ficialis n. radialis
28 R. dorsalis n. ulnaris
29 N. clunium inferiores
30 N. digitalis palmaris communis
    mediani

Muskelsynergie

Das richtige Zusammenwirken verschiedener Muskelfunktionen hat für alle an einer Bewegung beteiligten Strukturen eine große Bedeutung.

Für die Durchführung verschiedener Bewegungsabläufe ist entscheidend, daß nicht nur agonistisch wirkende Muskeln eine Bewegung ermöglichen, sondern synergistisch arbeitende Muskeln eine ebenso große Rolle spielen.

Die synergistisch wirkenden Muskeln werden unterteilt in:

– antagonistisch arbeitende Muskeln, die eine Bewegung von der Kraft her obsieren, da sie hemmende Einflüsse auf die Agonisten ausüben.

– **Flankierende Muskeln** ermöglichen es, daß die vorgegebene Bewegungsachse in einem Gelenk während einer statischen Kontraktion oder einer dynamischen Bewegung eingehalten werden kann. Diese Muskeln müssen in der Lage sein, exzentrisch und konzentrisch zu arbeiten.

Für die Flexion und Extension im Hüftgelenk sind die Abduktoren, Adduktoren und Rotatoren des Hüftgelenkes die flankierenden Muskeln. Sie verhindern ein Abweichen während dieser Bewegung aus der sagittalen Ebene.

Für die Muskelfunktionsprüfung hat diese, für den Test notwendige, achsengerechte Bewegung folgende Bedeutung: Ist es dem Patienten nicht möglich, die vorgegebene Bewegungsachse während einer Prüfung korrekt beizubehalten, kann der Untersucher einen Führungshalt geben. Dieser Führungshalt darf sich jedoch nicht als Widerstand addieren. Kann dieses nicht vermieden werden, ist eine objektive Aussage über die Kraft nicht möglich.

– **Stabilisierende Muskeln** liefern durch die Fixation eines Gelenkpartners während einer Bewegung den notwendigen Gegenhalt. Die Stabilisation ist besonders dann erforderlich, wenn ein Gelenkpartner an der Basis aktiv fixiert werden muß, um die geforderte Bewegung zu ermöglichen. Sie kann dynamisch oder statisch sein.

Dieser mechanische Ablauf läßt sich folgendermaßen erklären: Um eine Last mit einem Kran hochzuheben, wird eine Gegenkraft benötigt, damit der Kran nicht zur Seite der Last umfällt. Die Gegenkraft (das Gegengewicht) sichert also die Standfestigkeit des Krans an seiner Basis.

Auf den Arm übertragen: Die Last entspricht der Schwerkraft des Armes und dem zu hebenden Gewicht oder, bei der Muskelfunktionsprüfung, dem Widerstand des Prüfers. Die Basis des Armes (Kran) ist

das Schulterblatt. Die Sicherung (Gegenkraft) des Schulterblattes geschieht durch die Schulterblattfixatoren. Um möglichst große Lasten
heben zu können, braucht der Kran eine entsprechend große Gegenkraft, d. h. um maximale Widerstände am Arm setzen zu können,
müssen die Schulterblattfixatoren sowie im weiteren Verlauf der M.
erector trunci ihre volle Kraft besitzen.

In der Muskelfunktionsprüfung kommen diese Überlegungen vor allem bei den Bewegungen des Schultergelenkes zum Tragen. Bei den
einzelnen Bewegungen wird auf die jeweilige Gegenkraft, die zu beachten ist, hingewiesen. Wo die normale Gegenkraft fehlt, muß der
Prüfer versuchen, die Stabilisation über eine gute Fixation zu ermöglichen. Nur so ist eine korrekte Aussage über die Muskelfunktion zu
erhalten. Ist die Muskelsynergie durch eine Muskelschwäche oder
einen unzureichenden Dehnungszustand eines oder mehrerer Muskeln
gestört, führt dies zu einer muskulären Dysbalance. Dieses Ungleich-
gewicht der Kraft- und Längenverhältnisse innerhalb einer Bewe-
gungseinheit resultiert aus einer Ruhigstellung, Verletzung oder Er-
krankung oder aus Fehl- oder Überbelastung im täglichen Leben.

Eine Störung der Muskelsynergie setzt die Leistungsfähigkeit und
Belastbarkeit des Bewegungsapparates herab. Sie führt zu Überlastungserscheinungen an den bei einer Bewegung beteiligten Strukturen, wie z. B. degenerative Veränderungen der Gelenkflächen, Inser-
tionstendopathien und Tendomyosen. An den benachbarten Gelenken
treten häufig Schmerzen durch Überlastung auf.

Diese Störungen müssen diagnostiziert werden, um therapeutisch
wirksam werden zu können und um eventuell notwendige Hilfsmittel
rechtzeitig einsetzen zu können.

Auswertung der Muskelfunktionsprüfung

Betrachten wir die Muskelfunktionsprüfung als funktionelle Einheit
und unter funktionellen Gesichtspunkten, so erhalten wir eine genaue
Auskunft über die aktuelle muskuläre Situation.

Vorhandene Schwächen führen zu Kompensationsmechanismen und
Schonhaltungen:

Beispiele:

– Bei einer Schwäche der Abduktoren des Hüftgelenkes beobachten
  wir das Trendelenburg- oder Duchenne-Hinken.
– Eine Schwäche des M. deltoideus versucht der Patient durch Verlagern des Oberkörpers und Hochziehen der Schulter auszugleichen.
Diese oder ähnliche Besonderheiten, die bei der Betrachtung (Inspek-

tion) eines Patienten (Haltung, Form, Alltagsbewegungen, Hilfsmittelbenutzung) beobachtet werden, können mit Hilfe der Muskelfunktionsprüfung objektiviert werden.

Schwächen werden sofort erkannt und geben wichtige Informationen bei den funktionellen Überlegungen unseres Therapieplanes. Kompensationsmechanismen und Schonhaltungen lassen sich in ihrer Funktions- und Wirkungsweise durch die im Test gewonnenen Erkenntnisse besser erklären und dadurch wirkungsvoller beheben.

Ungleichgewichte zwischen Agonisten und Antagonisten, sogenannte muskuläre Dysbalancen, führen, wenn sie über längere Zeit bestehen, zu Abweichungen in physiologischen Spannungs- und Dehnungsbereichen der Muskulatur. So entsteht aus einer Kraftminderung der Agonisten eine relative Tonuserhöhung der Antagonisten.

Durch das muskuläre Übergewicht der Antagonisten kommt es zu Stellungsänderungen im Gelenk. Die normale Ruhestellung des Gelenkes ändert sich, es entsteht eine neue aktuelle Ruhestellung, wobei die Agonisten (da geschwächt) mehr gedehnt und die Antagonisten (da kräftemäßig überwiegend) in verkürzter Stellung sind.

Beispiele:

- Schwäche der Hüftgelenksextensoren (Agonisten), Übergewicht der Hüftgelenksflexoren (Antagonisten). Das Becken wird nach vorn gekippt, die Hüftgelenksextensoren befinden sich in gedehnter und die Hüftgelenksflexoren in angenäherter Position.
- Schwäche der Mm. rhomboidei und des M. trapezius (Agonisten), Übergewicht der Mm. pectoralis major et minor (Antagonisten). Das Schulterblatt wird nach vorn gezogen, die Schultern sind protrahiert. Die Mm. rhomboidei und der M. trapezius sind in gedehnter Stellung und die Mm. pectoralis major et minor in verkürzter Position.

Schmerzzustände in der Muskulatur, besonders am Übergang Sehne zum Periost, können bei beiden Muskelgruppen entstehen. So reagieren Muskeln, die sich ständig aus gedehnter Position kontrahieren müssen und dabei zu schwach sind, auf Dauer schmerzhaft, wie auch verkürzte hypertone Muskeln.

Für die Behandlung ist das Erkennen der Ursache einer muskulären Dysbalance von entscheidender Bedeutung. Denn kräftigende Maßnahmen für die Agonisten haben wenig Sinn, wenn der Dehnungszustand der Antagonisten ungenügend ist.

Untere Extremität

Bewegungstests

Hüftgelenk

Extension im Hüftgelenk (Abb. **6a** u. **b**)

Muskel		Ursprung	Ansatz
M. glutaeus maximus N. glutaeus inf. (L5–S2)	**1**	Christa iliaca, Spina iliaca post. sup., Fascia thoracolumbalis, Os sacrum, Os coccygis, Ala ossis ilii	Tractus iliotibialis Tuberositas glutaea
M. semitendinosus	**2**	Tuber ischiadicum	Pes anserinus
M. semimembranosus N. tibialis (L5–S2)	**3**	Tuber ischiadicum	Condylus med. tibiae, Gelenkkapsel
M. glutaeus medius (dorsaler Anteil)	**4**	Facies glutaea alae ossis ilium	Trochanter major
M. glutaeus minimus (dorsaler Anteil) N. glutaeus sup. (L4–S1)	**5**	Facies glutaea alae ossis ilium	Trochanter major
M. adductor magnus N. obturatorius (L2–L4) N. tibialis (L3–L5)	**6**	R. inf. ossis pubis, R. ossis ischii, Tuber ischiadicum	med. Lippe der Linea aspera, Tuberculum adductorium des Epicondylus med.
M. biceps femoris (Caput longum) N. tibialis (L5–S2)	**7**	Tuber ischiadicum	Caput fibulae

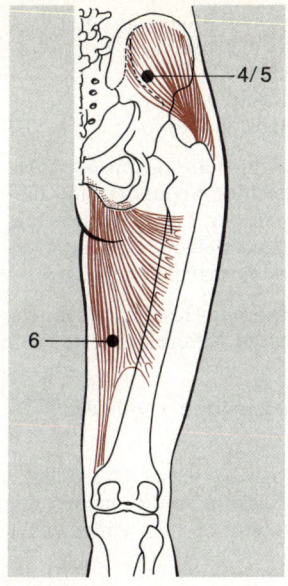
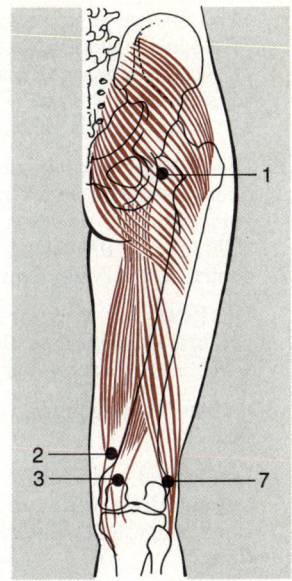

Abb. 6a   b

1   Die Palpation des M. glutaeus max. wird in der Bauchlage vorgenommen. Eine Anspannung dieses Muskels ist am günstigsten in
Verbindung mit einer Extension der Wirbelsäule zu erreichen.

Folgende Muskeln, die bei der Extension im Hüftgelenk mitwirken, sind besser unter ihrer Hauptfunktion zu tasten:

Mm. glutaeus med. et min. (Abduktion im Hüftgelenk, S. 38)
M. adductor magnus (Adduktion im Hüftgelenk, S. 42)
M. semitendinosus (Flexion im Kniegelenk, S. 58)
M. semimembranosus (Flexion im Kniegelenk, S. 58)
M. biceps femoris (Flexion im Kniegelenk, S. 58)

2 Die Prüfung wird in der Seitlage durchgeführt (Abb. **6c**). Das obere Bein wird vom Untersucher in leichter Abduktion und Flexion gehalten, um eine Lordosierung in der Lendenwirbelsäule während der Bewegung weitgehend zu vermeiden. Das untenliegende, zu prüfende Bein ist im Hüftgelenk maximal gebeugt.

Die Bewegung wird mit ca. 80°–90° Flexion im Kniegelenk durchgeführt, so daß keine Bewegung über die Kniegelenksextension vorgetäuscht werden kann.

Ausweichbewegungen vom Oberkörper müssen vermieden werden.

3 Der Patient befindet sich in der Bauchlage (Abb. **6d**). Das nicht zu testende Bein wird zur Fixation des Beckens seitlich neben der Bank aufgestellt. Zusätzlich wird das Becken vom Untersucher fixiert.

Die Bewegung wird mit leichter Flexion im Kniegelenk ausgeführt.

4 5 6 Ausgangsstellung und Fixation entsprechend Test 3 (Abb. **6e**).

Widerstand wird dorsal am unteren Drittel des Oberschenkels gegeben.

Klinische Symptomatik

Verkürzungen: In der Regel treten Verkürzungen des M. glutaeus max. selten auf. Die Kontrakturen der anderen Muskeln sind jeweils unter deren Hauptfunktion beschrieben.

Schwäche: Durch eine Schwäche bei der Extension im Hüftgelenk fehlt dem Patienten die Stabilität während der Standbeinphase.

Über eine Oberkörperverlagerung nach hinten wird diese Schwäche vom Patienten kompensiert. Das Hüftgelenk wird durch das Verlagern des Oberkörpers nach hinten passiv gestreckt. Das Lig. iliofemorale bremst die Überstreckung im Hüftgelenk und gibt dem Patienten einen passiven ligamentären Halt (S. 96).

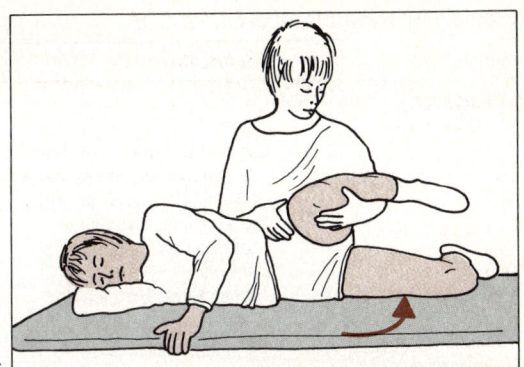

Abb. 6c

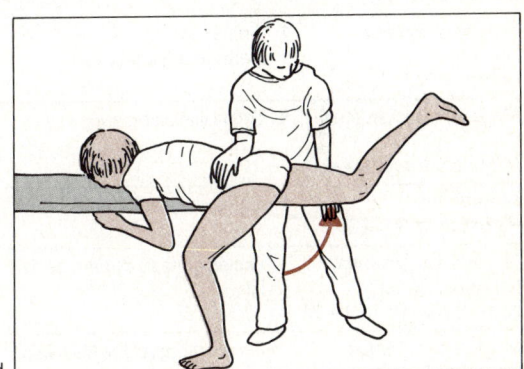

d

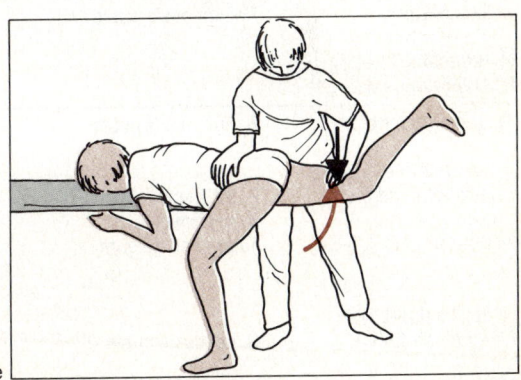

e

Flexion im Hüftgelenk (Abb. **7a** u. **b**)

Muskel		Ursprung	Ansatz
M. iliopsoas	**1**		
M. psoas major		Seitenflächen des 12. Brustwirbels und des 1.–4. Lendenwirbels sowie den dazwischenliegenden Disci intervertebrales, Processus costalis des 1.–5. Lumbalwirbels	Trochanter minor
M. iliacus		Fossa iliaca, Bereich der Spina iliaca ant. inf.	Trochanter minor
Plexus lumbalis, N. femoralis (M. psoas major L1–L3, M. iliacus L2–L4)			
M. rectus femoris	**2**	Spina iliaca ant. inf., oberer Rand des Acetabulum	Tuberositas tibiae
N. femoralis (L2–L4)			
M. tensor fasciae lata	**3**	Spina iliaca ant. sup.	Tractus iliotibialis (Condylus lat. tibiae)
N. glutaeus sup. (L4–L5)			
M. sartorius	**4**	Spina iliaca ant. sup.	Pes anserinus
N. femoralis (L1–L3)			
M. glutaeus minimus (ventraler Antteil)		Facies glutaea der Ala ossis ilii	Trochanter major
N. glutaeus sup. (L4–L5)			
M. glutaeus medius (ventraler Anteil)		Facies glutaea der Ala ossis ilii	Trochanter major
N. glutaeus sup. (L4–S1)			
M. pectineus		Pecten ossis pubis	Tuberculum pubicum
N. femoralis (L2–L3) N. obturatorius (L2–L4)			
M. adductor longus		R. sup. ossis pubis	mediale Lippe der Linea aspera
N. obturatorius (L2–L4)			
M. adductor magnus		R. inf. ossis pubis, R. ossis ischii	mediale Lippe der Linea aspera,
N. obturatorius (L2–L4)		Tuber ischiadicum	Tuberculum adductorium des Epicondylus medialis
N. tibialis (L3–L5)			
M. adductor brevis		R. inf. ossis pubis	Labium med. der Linea aspera
N. obturatorius (L2–L4)			
M. gracilis		R. inf. osis pubis	Pes anserinus
N. obturatorius (L2–L4)			

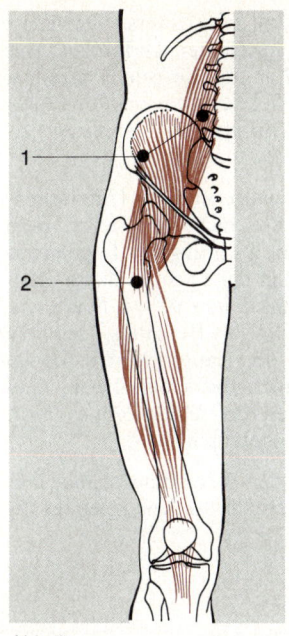
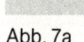
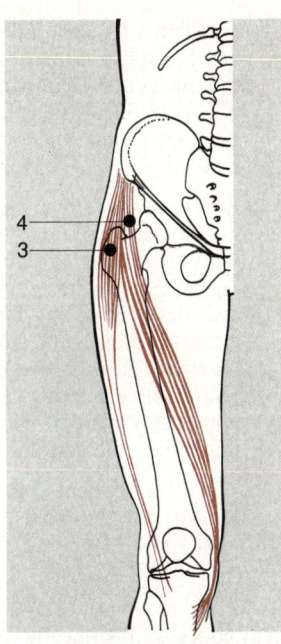

Abb. 7a   b

[1] Die Palpation erfolgt in Rückenlage. Das zu prüfende Bein wird hierbei vom Untersucher in leichter Hüft- und Kniegelenksflexion gehalten.

Folgende Muskeln, die bei der Flexion im Hüftgelenk mitwirken, sind günstiger unter ihrer Hauptfunktion zu palpieren:

M. rectus femoris (Extension im Kniegelenk, S. 54)
Mm. glutaei med. et min. (Abduktion im Hüftgelenk, S. 38)
M. pectineus (Adduktion im Hüftgelenk, S. 42)
Mm. adductores longus, magnus et brevis (Adduktion im Hüftgelenk, S. 42)
M. gracilis (Adduktion im Hüftgelenk, S. 42)

2 Der Patient liegt auf der Seite (Abb. **7c**). Der Untersucher fixiert das Becken und hält das obere Bein in leichter Abduktion. Das untenliegende Bein wird getestet und ist im Hüftgelenk maximal gestreckt. Das Kniegelenk ist ca. 80° flektiert, um bei der Bewegung eine Gegenspannung der ischiokruralen Muskulatur zu vermeiden.

3 Der Patient befindet sich in der Rückenlage und der Unterschenkel ist im Überhang (Abb. **7d** u. **e**). Das nicht zu testende Bein wird aufgestellt, um eine zu starke Lordosierung der Lendenwirbelsäule zu vermeiden. Ist der Patient in der Lage, in dieser Position das Hüftgelenk bis zu einem Winkel von 90° zu flektieren, erhält die Bewegung die Testnote 2–3. Für die Benotung 3 wird die Flexion des Hüftgelenkes im Sitz an der Kante (90°-Flexion im Hüftgelenk) geprüft. Das Zurücklehnen des Oberkörpers muß vermieden werden, damit die Flexion des Hüftgelenkes nicht durch eine Flexion der Wirbelsäule vorgetäuscht wird.

4 5 6 Der Patient sitzt an der Kante der Behandlungsbank. Der Widerstand wird vom Untersucher oberhalb des Kniegelenkes gesetzt (Abb. **7f**).

Klinische Symptomatik

Verkürzungen: Verkürzungen der Flexoren des Hüftgelenkes führen zu einer Beckenkippung, Verstärkung der Lendenlordose und einer eingeschränkten Hüftgelenksextension.

Bei einseitigen Verkürzungen (S. 97) wird das Os ileum der betroffenen Seite nach ventral gekippt, während das Os ileum der nicht betroffenen Seite annähernd in der physiologischen Stellung bleibt. Eine Beckenverwringung mit den daraus resultierenden Funtionsstörungen in der Lenden-Becken-Hüft-Region ist die Folge.

Schwäche: Bei einer Schwäche der Flexoren des Hüftgelenkes bringt der Patient das Bein während des Gehens über die Zirkumduktion im Hüftgelenk nach vorn.

Das Treppensteigen ist ohne Hilfsmittel nahezu unmöglich. Das Aufsitzen aus der Rückenlage in den Sitz kann trotz intakter Bauchmuskeln ohne Armhilfe nicht durchgeführt werden, da die Hüftgelenke (Becken = Punctum mobile, Oberschenkel = Punctum fixum) nicht mit ausreichender Kraft flektiert werden können.

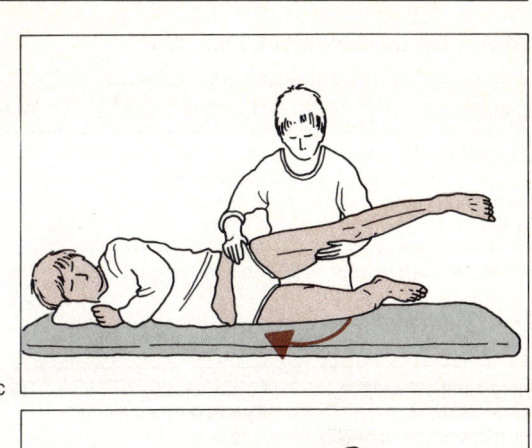

Abb. 7c

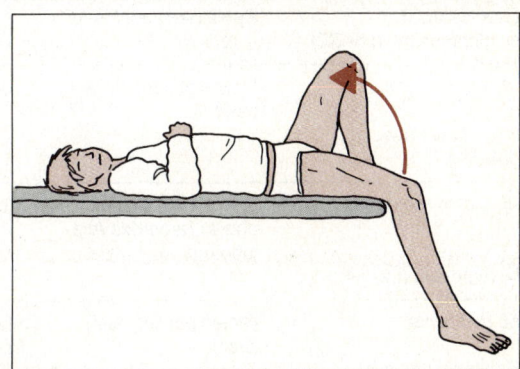

d

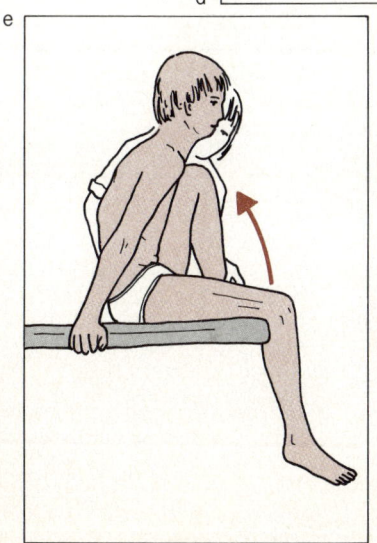

e

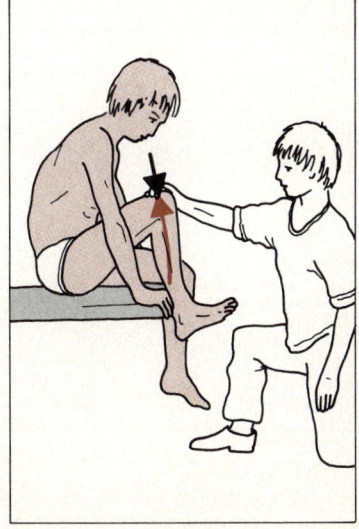

f

Abduktion im Hüftgelenk (Abb. 8a)

Muskel		Ursprung	Ansatz
M. glutaeus medius N. glutaeus sup. (L4–L5)	**1**	Facies glutae der Ala ossis ilii	Trochanter major
M. tensor fasciae latae N. glutaeus sup. (L4–L5)	**2**	Spinae iliaca ant. sup.	Tractus iliotibialis, Condylus lat. tibiae
M. glutaeus maximus (Tractusansatz) N. glutaeus inf. (L5–S2)	**3**	Crista iliaca, Spina iliaca post. sup.	Tractus iliotibialis
M. glutaeus minimus N. glutaeus sup. (L4–S1)		Facies glutaea der Ala ossis ilii	Trochanter major
M. rectus femoris N. femoralis (L2–L4)		Spina iliaca ant. inf., oberer Rand des Acetabulum	Tuberositas tibiae
M. piriformis N. plexus sacralis (L5–S2)		Facies pelvina ossis sacrii	Innenseite des Trochanter major

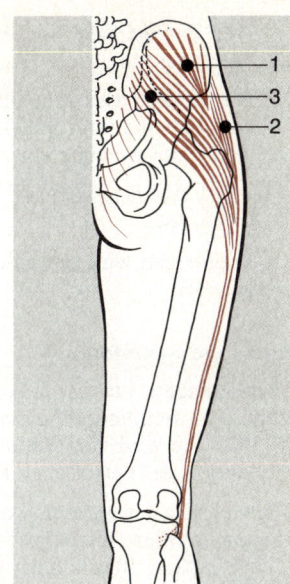

Abb. 8a

☐1 Die Mm. glutaei med. et min. werden an der Außenseite des Beckens oberhalb vom Trochanter major und der M. tensor fasciae latae unterhalb der Spina iliaca ant. sup. in Rückenlage palpiert.

Der M. piriformis wird vom M. glutaeus max. überlagert und ist daher nur sehr schwer zu tasten.

Folgende Muskeln, die bei der Abduktion im Hüftgelenk mitwirken, sind günstiger unter ihrer Hauptfunktion zu palpieren:

M. glutaeus max. (Extension im Hüftgelenk, S. 30)
M. rectus femoris (Extension im Kniegelenk, S. 54)

☐2 Die Prüfung erfolgt in Rückenlage (Abb. **8b**). Das Becken wird vom Untersucher an beiden Spinae iliacae ant. sup. fixiert. Unter die Ferse wird ein Tuch gelegt, um den Reibungswiderstand zu vermeiden. Bei einer Schwäche der Abduktoren kann der Patient über eine Außenrotation im Hüftgelenk die Flexoren einsetzen und eine Abduktionsbewegung vortäuschen. Diese Ausweichbewegung wird vermieden, wenn der Patient aufgefordert wird, die Bewegung von der Ferse einzuleiten.

3 Der Patient liegt in Seitlage, die Hüftgelenke sind gestreckt
(Abb. **8c**).

Das Becken wird vom Untersucher fixiert und das obere Bein wird
vom Patienten mit Streckung im Hüftgelenk abduziert. Auch hier
wird die Bewegung von der Ferse eingeleitet.

4 5 6 Ausgangsstellung und Fixation entsprechend Test 3
(Abb. **8d**).

Widerstand wird am unteren Drittel der Oberschenkelaußenseite
gegeben.

Klinische Symptomatik

Verkürzungen: Das Becken ist zur verkürzten Seite geneigt. Es be-
steht eine funktionelle Beinverlängerung auf der betroffenen Seite
(S. 100). Sie wird vom Patienten durch Hüft- und Kniebeugung oder
Abduktion des betroffenen Beines ausgeglichen.

Die Gelenke der unteren Extremitäten und der Lenden-Becken-Hüft-
Region werden fehlbelastet. Diese Fehlbelastungen können eine
Überbelastung aller beteiligten Strukturen zur Folge haben und damit
Ursache für eine Funktionsstörung in einem Bewegungssegment der
Wirbelsäule oder der Iliosakralgelenke sein.

Schwäche: Durch den fehlenden muskulären Halt kann das Becken
während der Standbeinphase auf der geschwächten Seite nicht gehalten werden und sinkt zur anderen Seite ab (Trendelenburg-Zeichen).
Bei einer bilateralen Schwäche kann der sogenannte „Watschelgang"
beobachtet werden.

Bei geringeren Schwächen wird durch Hinüberneigen des Oberkörpers
auf die Standbeinseite ein Absinken des Beckens vermieden (Duchenne-Zeichen).

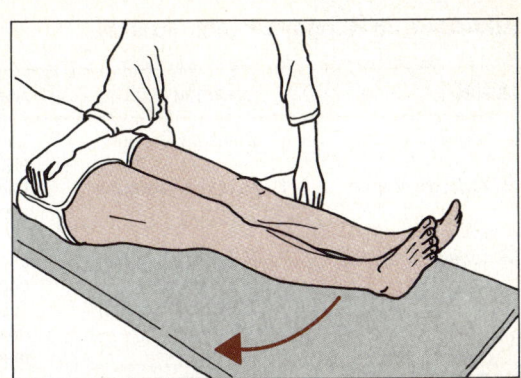

Abb. 8b

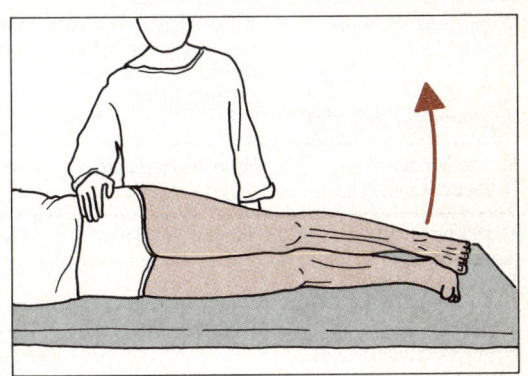

c

d

Adduktion im Hüftgelenk (Abb. 9a u. b)

Muskel		Ursprung	Ansatz
M. adductor brevis		R. inf. ossis pubis	Labium med. linea aspera
M. adductor longus	1	R. sup. ossis pubis	Labium med. linea aspera
N. obturatorius (L2–L4)			
M. adductor magnus		R. inf. ossis pubis R. ossis ischii, Tuber ischiadicum	Labium med. linea aspera Tuberculum adductorium des Epicondylus med. femoris
N. obturatorius (L2–L4) N. tibialis (L3–L5)			
M. glutaeus maximus	2	Crista iliaca, Spina iliaca post. sup., Fascia thoracolumbalis, Os sacrum, Os coccygis	Tuberositas glutaea femoris
N. glutaeus inf. (L5–S2)			
M. semitendinosus N. tibialis (L5–S2)	3	Tuber ischiadicum	Pes anserinus
M. biceps femoris (caput longum) N. tibialis (L5–S2)	4	Tuber ischiadicum	Caput fibulae
M. gracilis N. obturatorius (L2–L4)	5	R. inf. ossis pubis	Pes anserinus
M. pectineus N. femoralis u. N. obturatorius (L2–L4)	6	Pecten ossis pubis	Linea pectinea

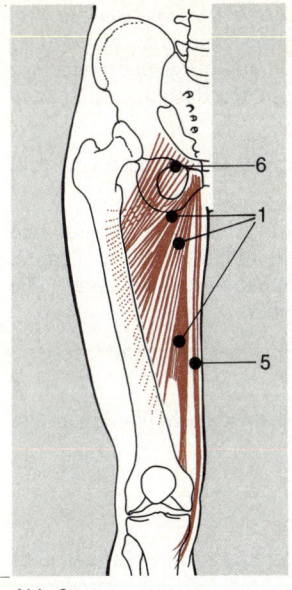
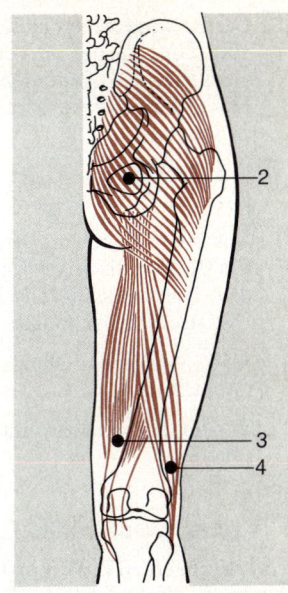

Abb. 9a   b

1 Die Mm. adductoris brevis, adductoris longus, adductoris magnus, gracilis et pectineus werden in der Rückenlage an der Oberschenkelinnenseite palpiert.

Folgende Muskeln, die bei der Adduktion im Hüftgelenk mitwirken, sind günstiger unter ihrer Hauptfunktion zu tasten:

M. glutaeus max. (Extension im Hüftgelenk, S. 30)
M. semimembranosus (Flexion im Kniegelenk, S. 58)
M. biceps femoris (Flexion im Kniegelenk, S. 58)

2 Die Prüfung erfolgt in der Rückenlage (Abb. **9c**). Das Becken wird vom Untersucher an beiden Spinae iliacae ant. sup. fixiert. Das Bein wird vom Patienten ohne Rotation im Hüftgelenk adduziert. Unter die Ferse wird ein Tuch gelegt, um den Reibungswiderstand zu vermeiden.

3 Der Patient liegt in der Seitlage; die Hüftgelenke sind gestreckt (Abb. **9d**).

Das obere Bein wird vom Untersucher in Abduktion gehalten und das Becken wird fixiert, um eine Flexion im Hüftgelenk zu vermeiden. Das untenliegende Bein wird vom Patienten angehoben. Die Hüftstreckung muß dabei erhalten bleiben.

4 5 6 Ausgangsstellung und Fixation entsprechend Test 3 (Abb. **9e**).

Widerstand wird am unteren Drittel der Oberschenkelinnenseite gegeben.

Klinische Symptomatik

Verkürzungen: Die Verkürzungen der Adduktoren des Hüftgelenkes führen zu einer funktionellen Beinverkürzung auf der betroffenen Seite (S. 100).

Der Patient hat folgende Ausgleichsmöglichkeiten:

– durch eine Hüft- und Kniebeugung des nicht betroffenen Beines,
– durch Abduktion des nicht betroffenen Beines.

Wie bei der Kontraktur der Abduktoren besteht eine unphysiologische Belastung, die zu Überbelastungen einzelner Strukturen führen kann. Funktionsstörungen in den Bewegungssegmenten der Lendenwirbelsäule, der Iliosakralgelenke und der Hüftgelenke sind häufig die Folge.

Schwäche: Eine Schwäche bei der Abduktion im Hüftgelenk ist nur auffällig bei extremen Belastungen, z. B. beim Reiten oder Skifahren.

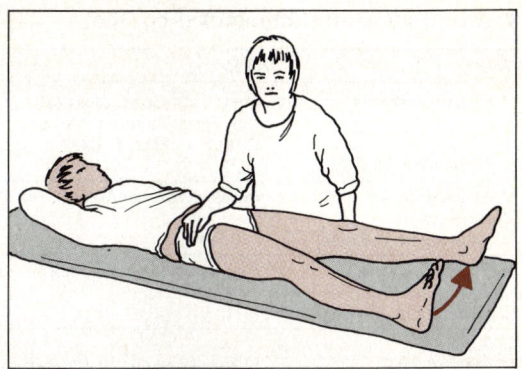

Abb. 9c

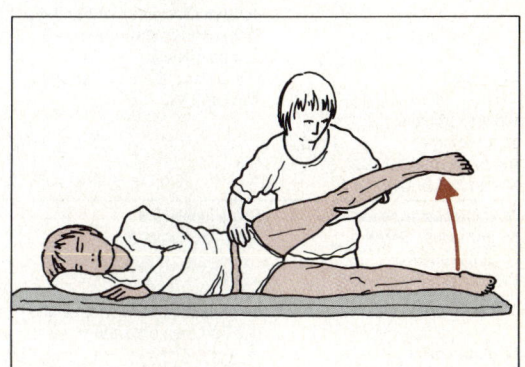

d

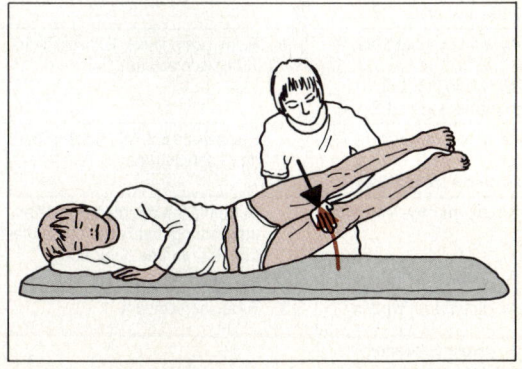

e

Außenrotation im Hüftgelenk (Abb. **10a**)

Muskel		Ursprung	Ansatz
M. glutaeus maximus N. glutaeus inf. (L5–S2)	1	Crista iliaca, Spina iliaca post. sup., Fascia thoracolumbalis, Os sacrum, Os coccygis	Tuberositas glutaea, Tractus iliotibialis
M. glutaeus medius (dorsaler Anteil) N. glutaeus sup. (L4–L5)	2	Facies glutaea der Ala ossis ilii	Trochanter major
M. glutaeus minimus (dorsaler Anteil) N. glutaeus sup. (L4–S1)	3	Facies glutaea der Ala ossis ilii	Trochanter major
M. iliopsoas *M. psoas major*	4	Seitenflächen des 12. Brustwirbels und des 1.–4. Lendenwirbels sowie von dazwischenliegenden Disci intervertebrales, Processus costales des 1.–5. Lumbalwirbels	Trochanter minor
M. iliacus Plexus lumbalis, N. femoralis (M. psoas maj. L1–L3 M. iliacus L2–L4)		Fossa iliaca, Bereich der Spina iliaca ant. inf.	Trochanter minor
M. gemellus superior *M. gemellus inferior* N. glutaeus inf., Plexus sacralis (L5–S2)		Spina ischiadica Tuber ischiadicum	Fossa trochanterica Fossa trochanterica
M. obturatorius internus N. glutaeus inf., Plexus sacralis (L5–S2)		Innenfläche des Os coxae um das Foramen obturatum	Fossa trochanterica
M. piriformis Plexus sacralis (L5–S2)	5	Facies pelvina des Os sacrum, Incissura ischiadica major	Trochanter major
M. adductor magnus N. tibialis (L3–L5) N. obturatorius (L2–L4)	6	R. inf. ossis pubis, R. ossis ischii, Tuber ischiadicum	mediale Lippe der Linea aspera
M. rectus femoris N. femoralis (L2–L4)		Spina iliaca ant. inf., oberer Rand des Acetabulums	Tuberositas tibiae
M. obturatorius externus N. obturatorius (L1–L4)		Außenfläche der med. Knochenumrandung des Foramen obturatum, Membrana obturatoria	Fossa trochanterica, Gelenkkapsel
M. quadratus femoris N. glutaeus inferior, Plexus sacralis (L5–S2)	7	Tuber ischiadicum	Crista intertrochanterica

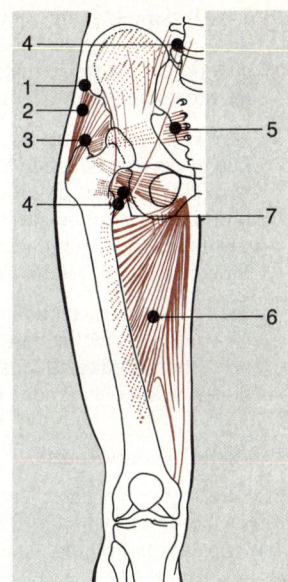

Abb. 10a

1 Die fast ausschließlich außenrotierenden Muskeln im Hüftgelenk sind die kurzen Außenrotatoren:

Mm. obturatorius int. et ext., Mm. gemelli, M. quadratus femoris und der M. piriformis.

Da diese Muskeln vom M. glutaeus max. überlagert sind, ist eine differenzierte Palpation nahezu unmöglich. Eventuell sind sie zu tasten, wenn der M. glutaeus max. nicht innerviert ist.

Die anderen beteiligten Muskeln sind günstiger unter ihrer Hauptfunktion zu palpieren:

M. glutaeus max. (Extension im Hüftgelenk, S. 30)
M. glutaeus med. et min. (Abduktion im Hüftgelenk, S. 38)
M. iliopsoas (Flexion im Hüftgelenk, S. 34)
M. adductor magnus (Adduktion im Hüftgelenk, S. 42)
M. rectus femoris (Extension im Kniegelenk, S. 54)

2 Der Patient sitzt im Langsitz (Abb. **10b**). Vom Untersucher wird die Beckenhälfte des zu testenden Beines fixiert. Der Schwerkraft, die ab der Mittelstellung bei der Bewegung mitwirkt, wird ein leichter manueller Widerstand entgegengesetzt.

3 Der Patient sitzt an der Kante der Behandlungsbank (Abb. **10c**). Die gegenüberliegende Beckenhälfte des zu testenden Beines wird vom Untersucher fixiert. Die Bewegung erfolgt aus der Mittelstellung in die Außenrotation. Der Oberschenkel muß während der gesamten Bewegung auf der Unterlage bleiben, da sonst über die Flexion im Hüftgelenk eine Bewegung vorgetäuscht werden kann.

4 5 6 Ausgangsstellung und Fixation entsprechend Test 3 (Abb. **10d**). Der Widerstand wird zum einen kniegelenksnah an der Oberschenkelaußenseite und zum anderen oberhalb des medialen Malleolus an der Unterschenkelinnenseite gegeben.

Klinische Symptomatik

Verkürzungen: Bei einer Verkürzung der Außenrotatoren des Hüftgelenkes befindet sich das Bein während der Be- und Entlastung in Außenrotationsstellung.

Besonders Verkürzungen der kurzen Außenrotatoren führen, durch den einseitigen Zug am Kreuzbein, zu Funktionsstörungen in den Iliosakralgelenken.

Schwäche: Eine Schwäche der Außenrotatoren im Hüftgelenk würde sich durch eine Innenrotationsstellung der Beine zeigen.

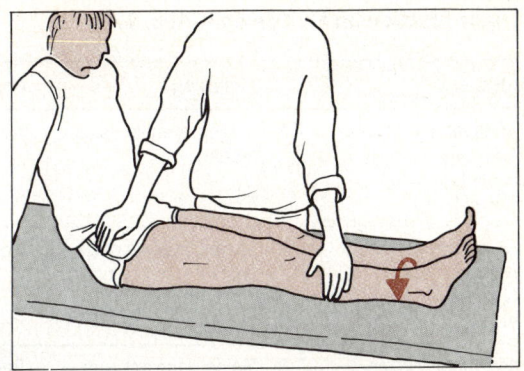

Abb. 10b

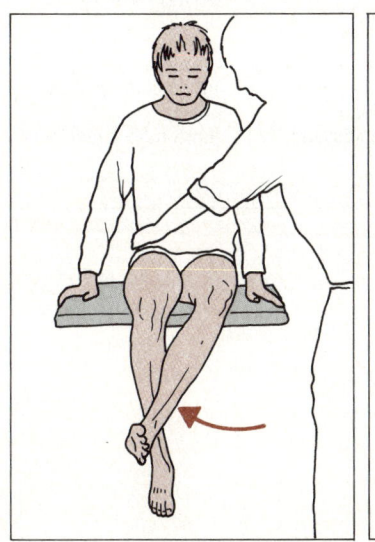

c

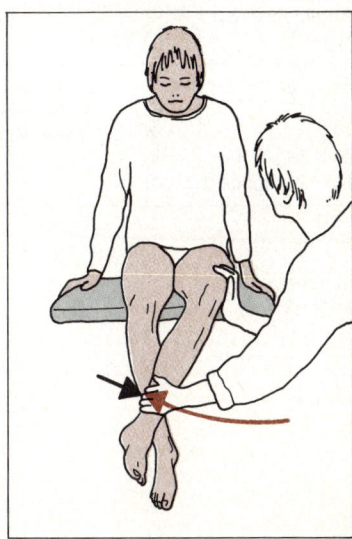

d

Innenrotation im Hüftgelenk (Abb. **11a**)

Muskel		Ursprung	Ansatz
M. glutaeus minimus (ventraler Anteil) N. glutaeus sup. (L4–S1)	**1**	Facies lateralis ossis ischii	Trochanter major
M. glutaeus medius (vertraler Anteil) N. glutaeus sup. (L4–L5)	**2**	Facies lateralis ossis ischii	Trochanter major
M. tensor fasciae latae N. glutaeus sup. (L4–L5)	**3**	Spina iliaca ant. sup.	Tractus iliotibialis (Condylus lat. tibiae)
M. adductor magnus N. tibialis (L3–L5) N. obturatorius (L2–L4)		R. inf. ossis pubis, R. ossis ischii, Tuber ischiadicum	Tuberculum adductorium (Epicondylus medialis)

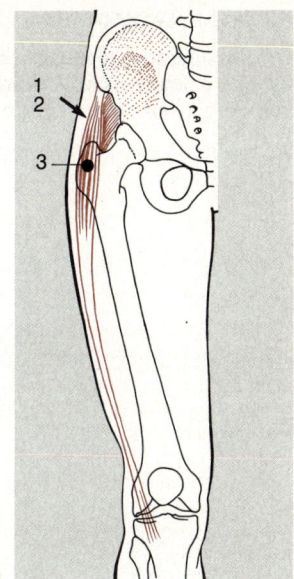

Abb. 11a

[1] Die Innenrotatoren des Hüftgelenkes sind am günstigsten im Langsitz zu tasten.

Die beteiligten Muskeln an dieser Funktion haben alle eine andere Hauptfunktion. Ist die Innervation eines Muskels fragwürdig, so sollte die Beurteilung unter seiner Hauptfunktion erfolgen:

M. glutaeus med. et min. (Abduktion im Hüftgelenk, S. 38)
M. tensor fasciae latae (Abduktion im Hüftgelenk, S. 38)
M. adductor magnus (Adduktion im Hüftgelenk, S. 42)

[2] Der Patient befindet sich im Langsitz (Abb. **11b**). Das Becken wird vom Untersucher auf der zu testenden Seite fixiert.

[3] Der Patient sitzt an der Kante der Behandlungsbank (Abb. **11c**). Die gleichseitige Beckenhälfte wird vom Untersucher fixiert. Die Bewegung erfolgt aus der Mittelstellung in die Innenrotation.

[4] [5] [6] Ausgangsstellung und Fixation entsprechend Test 3 (Abb. **11d**). Der Widerstand wird kniegelenksnah an der Oberschenkelinnenseite und lateral über dem Außenknöchel gegeben.

Klinische Symptomatik

Da alle innenrotatorisch wirkenden Muskeln andere Hauptfunktionen haben, machen sich Verkürzungen und insbesondere Schwächen in den Hauptfunktionen eher bemerkbar.

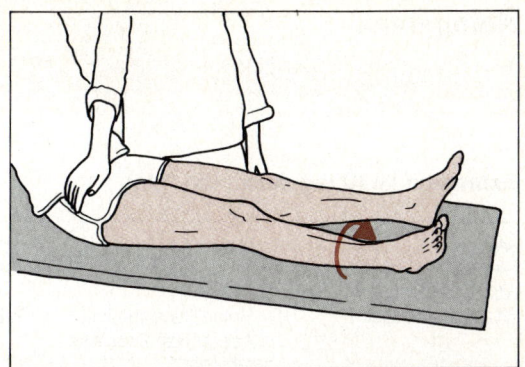

Abb. 11b

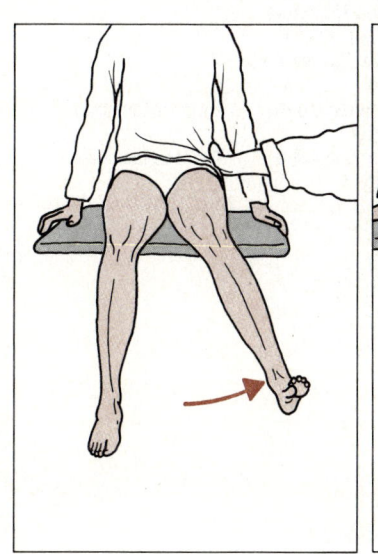

c

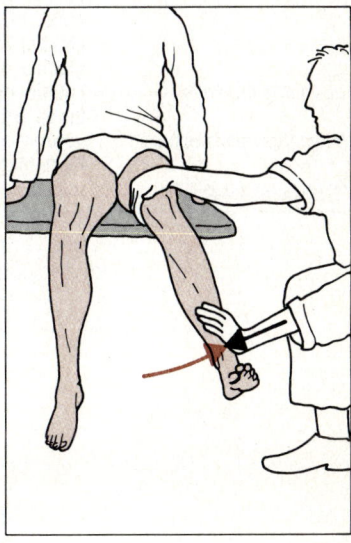

d

Kniegelenk

Extension im Kniegelenk (Abb. 12a)

Muskel		Ursprung	Ansatz
M. quadriceps fem.			
M. rectus femoris	**1**	Spina iliaca ant. inf., oberer Rand des Acetabulum	Tuberositas tibiae
M. vastus lateralis		Labium laterale der Linea aspera, laterale Fläche des Trochanter major, Linea intertrochanterica, Tuberositas glutaea	Tuberositas tibiae
M. vastus medialis		Labium mediale der Linea aspera	Tuberositas tibiae
M. vastus intermedius		vordere und laterale Femurfläche	Tuberositas tibiae
N. femoralis (L2–L4)			

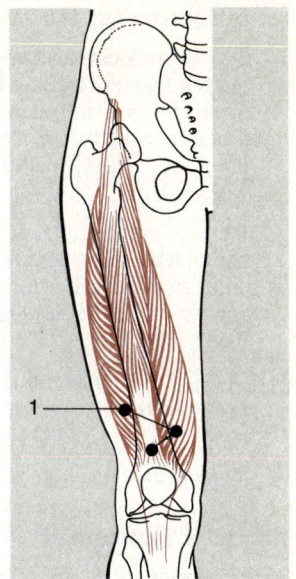

Abb. 12a

1 Die Palpation des M. quadriceps femoris mit seinen drei Anteilen, dem M. vastus lateralis, M. vastus medialis und dem M. rectus femoris wird in Rückenlage bei leicht flektiertem Kniegelenk durchgeführt.

Der M. vastus intermedius liegt unter dem M. rectus femoris und ist nicht zu tasten.

☐2 Der Patient liegt auf der Seite (Abb. **12b**).

Das obere Bein wird vom Untersucher in leichter Abduktion gehalten. Das zu testende Bein liegt unten, ist im Hüftgelenk extendiert und im Kniegelenk flektiert. Es wird vom Untersucher am
Oberschenkel fixiert, damit eine Extension im Kniegelenk nicht
über eine Flexion oder Extension im Hüftgelenk vorgetäuscht
werden kann.

☐3 Der Patient befindet sich in Rückenlage im Unterschenkelüber-
hang (Abb. **12c**). Das nicht zu testende Bein wird aufgestellt, um
einer zu starken Lordosierung der Lendenwirbelsäule entgegenzuwirken. Die gleichseitige Beckenhälfte wird vom Untersucher
fixiert.

☐4 ☐5 ☐6 Ausgangsstellung und Fixation entsprechend Test 3
(Abb. **12d**).

Widerstand wird distal am Unterschenkel oberhalb des Sprunggelenkes von ventral gegeben.

Klinische Symptomatik

Verkürzungen: Bei einer Verkürzung des M. quadriceps femoris ist
der M. rectus femoris, einziger zweigelenkiger Anteil des M. quadriceps femoris, am stärksten betroffen. Diese Verkürzung macht sich bei
Hüftgelenksextension mit gleichzeitiger Kniegelenksflexion bemerkbar. Hier kann im Falle einer Kontraktur eine ungenügende Flexion
im Kniegelenk oder ein Ausweichen in eine verstärkte Lendenlordose
beobachtet werden.

Im Stand wird eine mangelnde Extension im Hüftgelenk mit einer
Verstärkung der Lendenlordose beobachtet.

Schwäche: Eine Schwäche des M. quadriceps femoris wird vom Patien-
ten, um einen passiven kapsulären Halt zu erlangen, durch eine
Hyperextension im Kniegelenk (Genu recurvatum) ausgeglichen
(S. 103).

Im Alltag macht sich die Schwäche beim Treppensteigen und bei der
Überwindung von Gefällstrecken bemerkbar. Will der Patient sich
hinsetzen oder aufstehen, stützt er sich mit den Händen auf den Knien
ab.

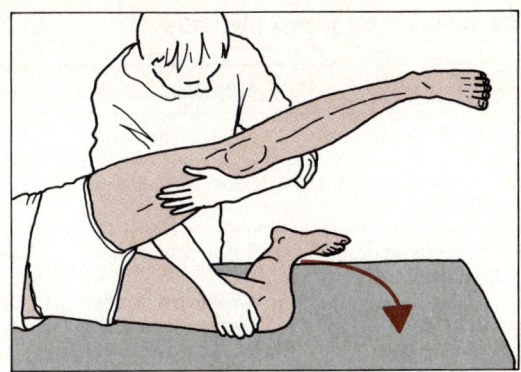

Abb. 12b

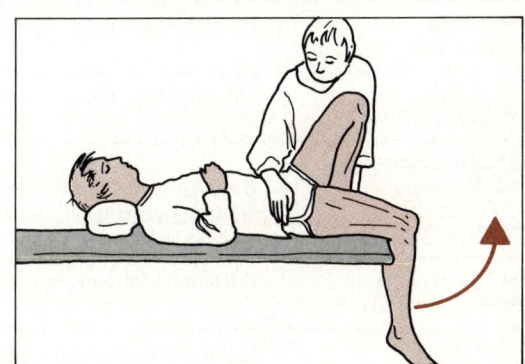

c

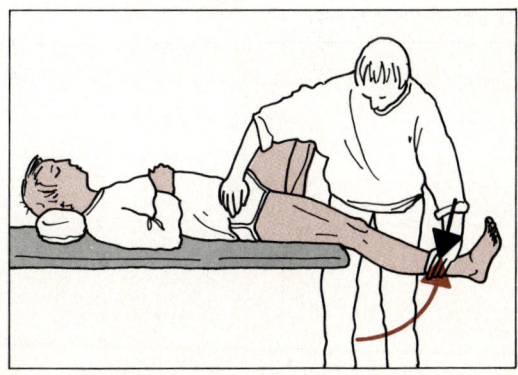

d

Flexion im Kniegelenk (Abb. 13a)

Muskel		Ursprung	Ansatz
M. semimembranosus	**1**	Tuber ischiadicum	Condylus medialis tibiae, Gelenkkapsel
M. semitendinosus N. tibialis (L5–S2)	**2**	Tuber ischiadicum	Pes anserinus
M. biceps femoris, caput longum N. tibialis (L5–S2) caput breve	**3**	Tuber ischiadicum	Caput fibuale
N. peronaeus com. (S1–S2)		Labium laterale der Linea aspera, Septum intermusculare laterale	Caput fibuale
M. gracilis N. obturatorius (L2–L4)		R. inferior ossis pubis	Pes anserinus
M. sartorius N. femoralis (L1–L3)		Spina iliaca ant. sup.	Pes anserinus
M. gastrocnemius, caput mediale, caput laterale N. tibialis (S1–S2)		Condylus med. femoris Condylus lat. femoris	Tuber calcanei Tuber calcanei
M. popliteus N. tibialis (L4–S1)		Epicondylus lat. femoris	Facies posterior tibiae
M. plantaris N. tibialis (S1–S2)		proximal des Condylus lateralis fem., Kapsel des Kniegelenkes	medialer Rand der Achillessehne

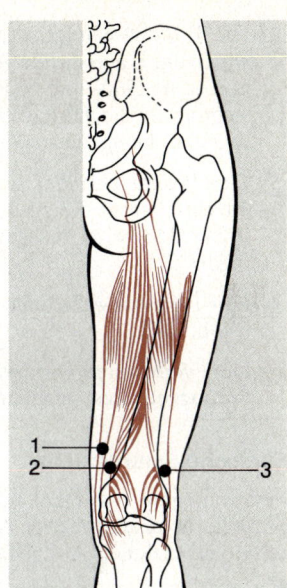

Abb. 13a

1 Die Palpation wird in der Bauchlage vorgenommen. Die Mm. semimembranosus, semitendinosus und biceps femoris sind auf der dorsalen Seite des Kniegelenkes zu tasten. Der M. popliteus und der M. plantaris werden vom M. gastrocnemius überlagert und sind nicht zu palpieren.

Folgende Muskeln, die bei der Flexion im Kniegelenk mitwirken, sind günstiger unter ihrer Hauptfunktion zu untersuchen:

M. gracilis (Adduktion im Hüftgelenk, S. 42)
M. sartorius (Flexion im Hüftgelenk, S. 34)
M. gastocnemius (Plantarflexion im oberen Sprunggelenk, S. 66)

2 Die Prüfung erfolgt in der Seitlage (Abb. **13b**). Das obere Bein wird vom Untersucher gehalten. Das zu testende Bein liegt unten und ist im Hüft- und Kniegelenk gestreckt. Um einer Ausweichbewegung in die Hüftgelenksflexion vorzubeugen, wird der Oberschenkel kniegelenksnah vom Untersucher fixiert.

3 Der Patient befindet sich in der Bauchlage (Abb. **13c**). Um ein Ausweichen in die Außenrotation und Flexion im Hüftgelenk zu vermeiden, wird die gleichseitige Beckenhälfte vom Untersucher fixiert.

4 5 6 Ausgangsstellung und Fixation entsprechend Test 3 (Abb. **13d**).

Der Widerstand wird dorsal am Unterschenkel, oberhalb des Sprunggelenkes, gegeben.

Klinische Symptomatik

Verkürzungen: Aus einer beidseitigen Verkürzung der ischiokruralen Muskulatur resultiert eine Aufrichtung des Beckens mit einer gleichzeitig verbundenen Abflachung der Lendenwirbelsäule.

Den Langsitz kann der Patient nicht mit der physiologischen Lordose der Lendenwirbelsäule einnehmen.

Die Verkürzungen sind in der Regel jedoch nicht auf beiden Seiten gleich stark ausgeprägt. In diesem Fall führt der unterschiedliche Zug der ischiokruralen Muskulatur zu einer Beckenverwringung, die durch eine Dorsalrotation des Os ileum, auf der stärker verkürzten Seite, entsteht. Als Folge können Funktionsstörungen in den Iliosakralgelenken und der Lenden-Becken-Hüft-Region beobachtet werden.

Schwäche: Sind beide Seiten von einer Schwäche betroffen, kommt es zu einer Beckenkippung. Je nach Schwächegrad kann diese Beckenkippung mit einer Hyperextension in den Kniegelenken verbunden sein (S. 104).

Besteht diese Schwäche nur auf einer Seite, kann auch hier eine Beckenverwringung mit den entsprechenden Funktionsstörungen, wie bei den Verkürzungen beschrieben, entstehen.

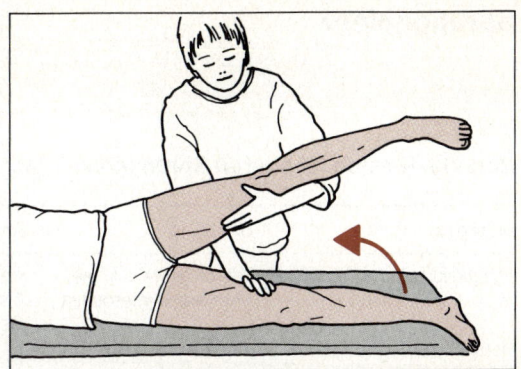

Abb. 13b

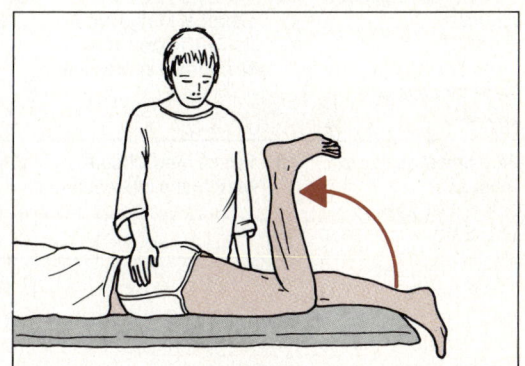

c

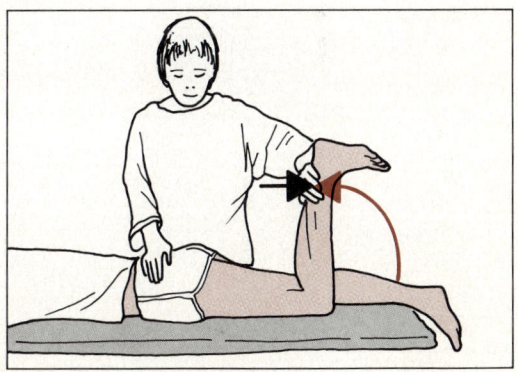

d

Sprunggelenk

Dorsalextension im oberen Sprunggelenk (Abb. **14a** u. **b**)

Muskel		Ursprung	Ansatz
M. tibialis anterior N. peronaeus prof. (L4–L5)	1	Facies lateralis tibiae, Membrana interossea	plantare Fläche des Os cuneiforme med., Os metatarsale I
M. extensor digitorum longus N. peronaeus prof. (L5–S1)	2	Condylus lat. tibiae, Caput et Margo ant. fibulae, Facies cruris, Membrana interossea	Dorsalaponeurosen der 2. bis 5. Zehe
M. extensor hallucis longus N. peronaeus prof. (L4–S1)	3	Facies med. fibulae, Membrana interossea	Endphalanx der 1. Zehe

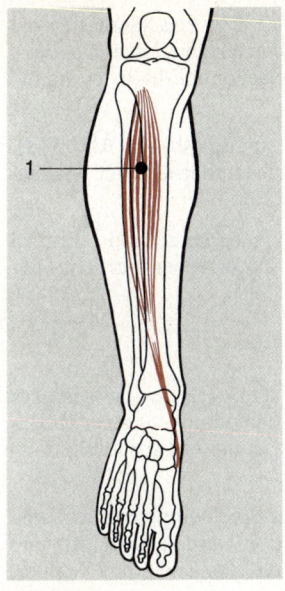
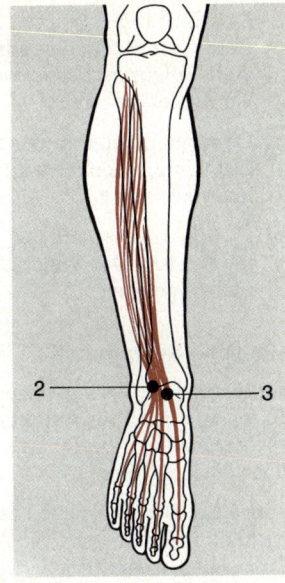

Abb. 14a   b

1 Der Patient liegt auf dem Rücken. Das Kniegelenk ist flektiert, der Fuß befindet sich im Überhang oder ist so gelagert, daß die Ferse frei liegt. Am günstigsten ist die Palpation durchzuführen, wenn der Unterschenkel des Patienten auf dem aufgestellten Bein des Untersuchers liegt.

Der M. tibialis ant. wird bei Dorsalextension mit gleichzeitiger Supination im Fußgelenk deutlicher sicht- und tastbar.

2 Der Patient liegt auf der Seite (Abb. **14c**). Der Fuß hängt über die Kante der Behandlungsbank. Das Kniegelenk ist leicht flektiert, und der Unterschenkel wird vom Untersucher oberhalb des medialen Malleolus fixiert.

3 Der Patient sitzt an der Kante der Behandlungsbank (Abb. **14d**). Der Unterschenkel wird vom Untersucher oberhalb der Malleolengabel fixiert.

4 5 6 Ausgangsstellung und Fixation entsprechend Test 3 (Abb. **14e**). Der Widerstand wird vom Untersucher auf dem Fußrücken gegeben.

Klinische Symptomatik

Verkürzungen: Verkürzungen der Dorsalextensoren des Fußgelenkes führen zu einer Einschränkung der Plantarflexion und zu einer Beeinträchtigung der Abrollphase. Im Extremfall kommt es zur Ausbildung eines Hackenfußes.

Schwäche: Die Fußspitze kann während der Spielbeinphase nicht ausreichend gehoben werden. Als Kompensation werden das Hüft- und Kniegelenk vermehrt gebeugt und es entsteht das Bild eines Stepper- oder Storchenganges (S. 107).

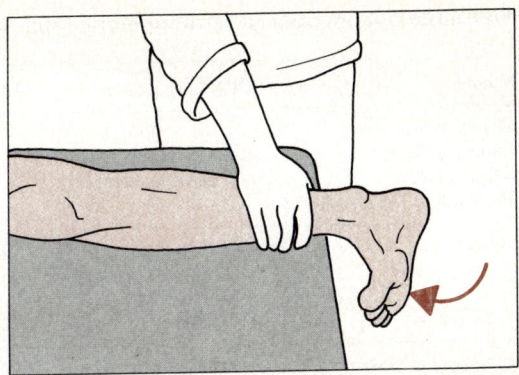

Abb. 14c

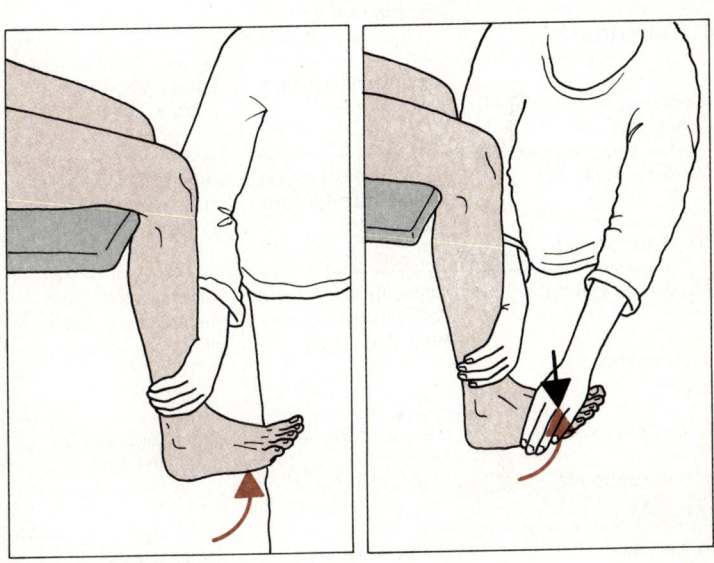

d

e

Plantarflexion im oberen Sprunggelenk (Abb. 15a)

Muskel		Ursprung	Ansatz
M. gastrocnemius, Caput mediale, Caput laterale N. tibialis (S1–S2)	**1**	Condylus med. femoris Condylus lat. femoris	Tuber calcanei Tuber calcanei
M. soleus N. tibialis (S1–S2)	**2**	Caput fibulae, Hinterflä-che der Fibula, Linea m. solei tibiae	Tuber calcanei
M. flexor hallucis longus N. tibialis (S1–S3)		Hinterfläche der Fibula, Membrana interossea, Septum intermusculare posterium cruris	Endphalanx der 1. Zehe
M. flexor digitorum longus N. tibialis (S1–S3)		Hinterfläche der Tibia	Endphalangen der 2. bis 5. Zehe
M. tibialis posterior N. tibialis (L4–L5)		Membrana interossea, Hinterfläche der Tibia und Fibula	Tuberositas ossis navi-cularis, Os cuneiforme I., II. und III.
M. peronaeus longus N. peronaeus sup. (L5–S1)		Caput fibulae, Articula-tio tibiofibularis, prox. Bereich der Fibula	Tuberositas des Os metatarsale I., Os cu-neiforme mediale
M. peronaeus brevis N. peronaeus sup. (L5–S1)		laterale Fläche der Fibula	Tuberositas des Os metatarsale V.
M. plantaris N. tibialis (S1–S2)		Condylus lateralis femoris, Kniegelenk-kapsel	Tuber calcanei

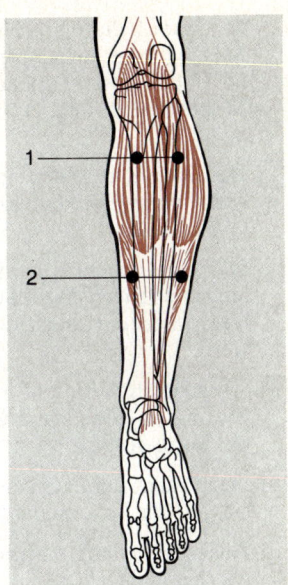

Abb. 15a

[1] Der Patient befindet sich für die Palpation in der Bauchlage. Das Kniegelenk ist leicht flektiert. Der M. plantaris liegt unter dem Caput laterale des M. gastrocnemius und ist daher nicht zu palpieren.

Folgende Muskeln, die bei der Plantarflexion im Fußgelenk mitwirken, können günstiger unter ihrer Hauptfunktion getastet werden:

M. flexor hall. long. (Flexion der Großzehe, S. 90)
M. flexor dig. long. (Flexion der Zehen, S. 82)
M. tibialis post. (Supination im unteren Sprunggelenk, S. 70)
M. peronaeus long. et brev. (Pronation im unteren Sprunggelenk, S. 74)

2 Der Patient befindet sich in der Bauchlage. Das Kniegelenk ist gestreckt und der Fuß hängt über die Kante der Behandlungsbank (Abb. 15b).

Der Unterschenkel wird vom Untersucher oberhalb der Malleolengabel fixiert. Die Bewegung muß im oberen Sprunggelenk erfolgen und darf nicht durch die Flexion der Zehen vorgetäuscht werden.

3 Ausgangsstellung und Fixation entsprechend Test 2 (Abb. 15c). Maximaler Widerstand wird vom Untersucher am Vorfuß und an der Ferse gesetzt.

4 Der Patient steht auf dem zu testenden Bein (Abb. 15d). Er drückt sich in den Zehenstand hoch bis zum vollen Bewegungsausmaß.

5 Ausgangsstellung entsprechend Test 4. Die Bewegung wird 5mal durchgeführt.

6 Ausgangsstellung entsprechend Test 4. Die Bewegung wird 10mal durchgeführt.

Klinische Symptomatik

Verkürzungen: Verkürzungen der Plantarflexoren des Fußes führen zu einer Spitzfußstellung. Da die meisten Plantarflektoren auch supinatorisch wirken, kommt es zu einer Supinationsstellung im unteren Sprunggelenk. Die Spitzfußstellung führt zu einer funktionellen Beinverlängerung auf der betroffenen Seite und einer hieraus resultierenden Veränderung des physiologischen Gangbildes (S. 105).

Schwäche: Die Abrollphase ist in der Kraft entsprechend der Schädigung gemindert. Der Einbeinzehenstand ist nicht möglich und die Sprungkraft ist deutlich gemindert. Da der M. gastrocnemius auch bei der Kniebeugung mitwirkt, besteht hier die Tendenz zur Überstrekkung.

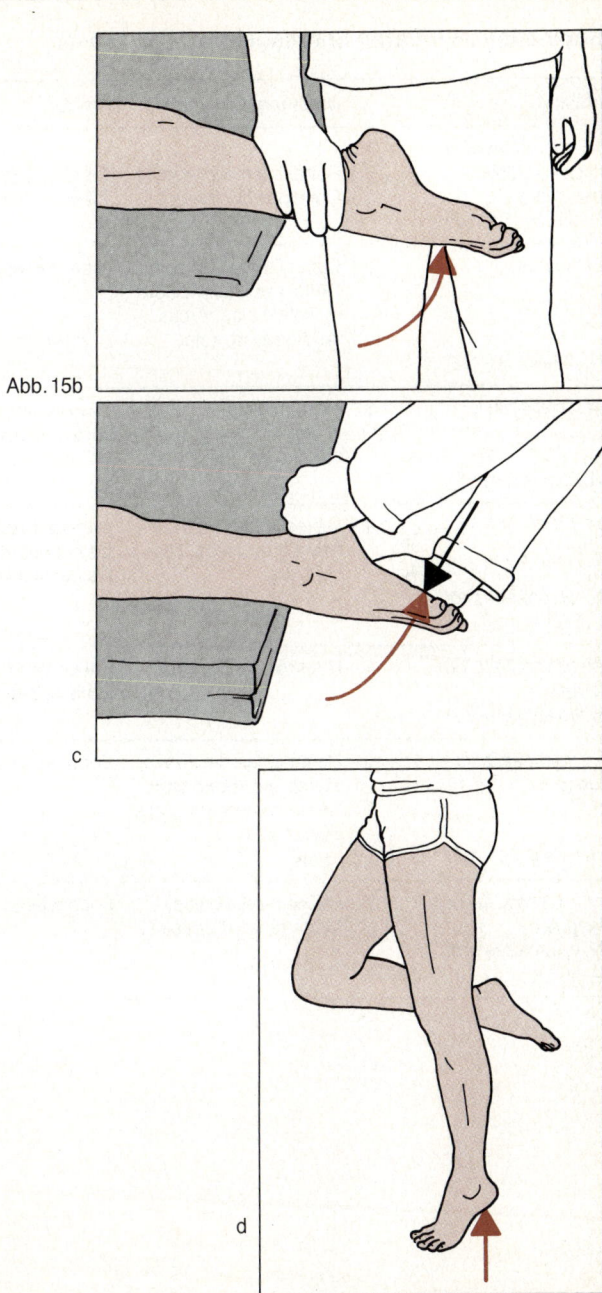

Abb. 15b

c

d

Supination im unteren Sprunggelenk (Abb. **16a–c**)

Muskel		Ursprung	Ansatz
M. gastrocnemius caput mediale caput laterale N. tibialis (S1–S2)	**1**	Condylus med. femoris Condylus lat. femoris	Tuber calcanei Tuber calcanei
M. soleus N. tibialis (S1–S2)	**2**	Caput fibulae, dorsales Drittel der fibula, Linea m. solei tibiae, Arcus tendineus m. solei	Tuber calcanei
M. tibialis post. N. tibialis (L4–L5)	**3**	Membrana interossea, Hinterflächen der Tibia und Fibula	Tuberositas ossis navicularis, Os cuneiforme I, II und III
M. tibialis ant. N. peronaeus prof. (L4–L5)	**4**	Facies lat. tibiae, Membrana interossea, Fascia cruris	plantare Fläche des Os cuneiforme med., Os metatarsale I
M. flexor digitorum longus N. tibialis (S1–S3)	**5**	Hinterfläche der Tibia	Endphalangen der 2. bis 5. Zehen
M. flexor hallucis longus N. tibialis (S1–S3)	**6**	Hinterfläche der Fibula, Membrana interossea, Septum intermusculare post. cruris	Endphalanx der 1. Zehe
M. extensor hallucis longus N. peronaeus prof. (L4–S1)	**7**	Facies med. fibulae, Membrana interossea	Endphalanx der 1. Zehe

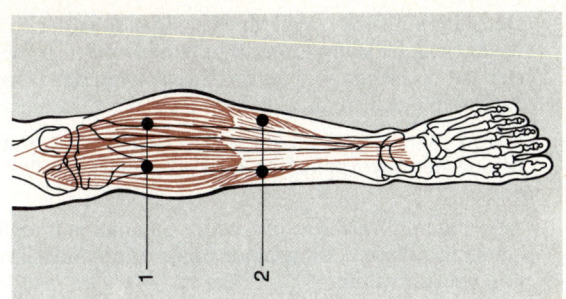

Abb. 16a

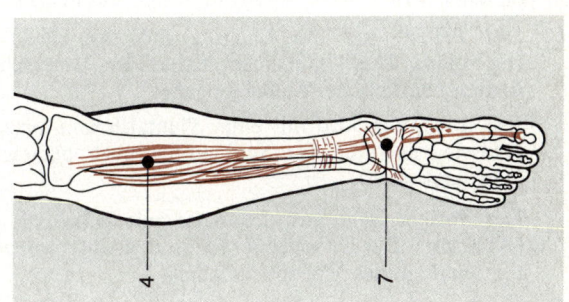

b

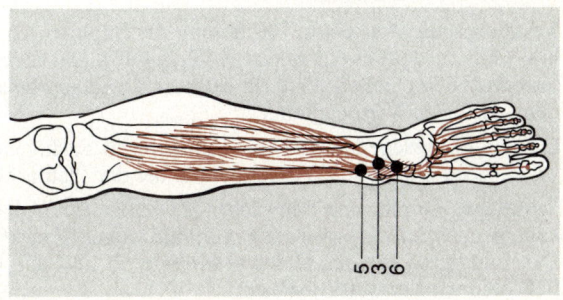

c

[1] Der Patient befindet sich für die Palpation in der Rückenlage. Das Kniegelenk ist leicht flektiert und die Ferse liegt frei. Am günstigsten ist die Palpation durchzuführen, wenn der Unterschenkel des Patienten auf dem aufgestellten Bein des Untersuchers liegt.

Der M. tibialis post. ist am besten zu palpieren, wenn die Plantarflexion und die Supination im Fuß gemeinsam durchgeführt werden.

Alle anderen Muskeln, die an der Supination im Fußgelenk beteiligt sind, sollten bei fraglicher Innervation unter ihrer Hauptfunktion geprüft werden:

M. gastrocnemius (Plantarflexion im Fußgelenk, S. 66)
M. soleus (Plantarflexion im Fußgelenk, S. 66)
M. tibialis ant. (Dorsalext. im Fußgelenk, S. 62)
M. flexor dig. long. (Flexion der Zehengelenke, S. 82)
M. flexor hall. long. (Flexion der Großzehengelenke, S. 90)
M. extor hall. long. (Extension der Großzehengelenke, S. 86)

[2] Der Patient sitzt im Langsitz mit dem Fuß im Überhang (Abb. 16d). Der Untersucher fixiert den Unterschenkel des Patienten oberhalb der Malleolengabel.

Die Bewegung wird mit einer Plantarflexion ausgeführt, da der überwiegende Teil der Supinatoren auch plantarflektorisch im Fußgelenk wirkt.

[3] Der Patient liegt auf der Seite mit dem Fuß im Überhang (Abb. 16e). Der Untersucher fixiert den Unterschenkel des Patienten oberhalb des Malleolus medialis.

[4] [5] [6] Ausgangsstellung und Fixation entsprechend Test 3 (Abb. 16f). Der Widerstand wird vom Untersucher am Os metatarsale I gegeben.

Klinische Symptomatik

Verkürzungen: Aus einer Verkürzung der Supinatoren des Fußgelenkes resultiert der Pes equino varus (Sichelfuß). Die laterale Fußsohlenseite wird beim Gehen verstärkt belastet. Die Hauptbelastung liegt auf dem Vorfuß in Varusstellung.

Da der überwiegende Teil der Supinatoren auch plantarflektorisch wirkt, siehe auch unter Verkürzungen bei der Plantarflexion.

Schwäche: Durch eine Schwäche der Supinatoren des Fußgelenkes kann je nach Schweregrad ein Pes equino valgus (Knickfuß) entstehen. Das Längsgewölbe des Fußes senkt sich ab und der Innenrand der Fußsohle wird verstärkt belastet.

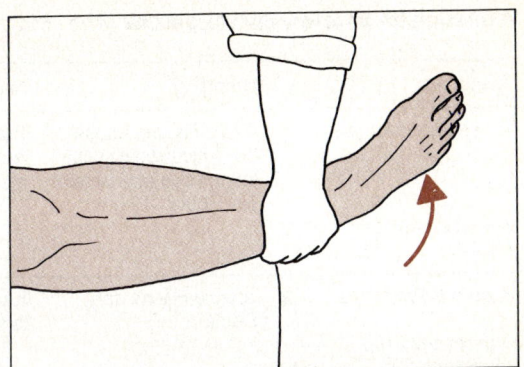

Abb. 16d

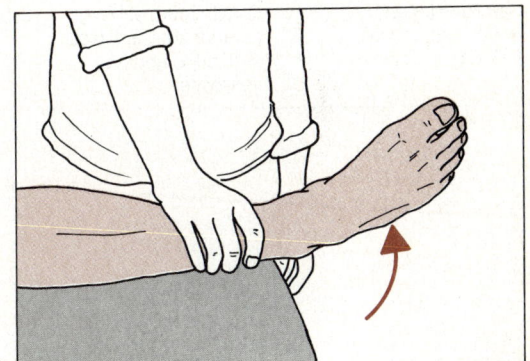

e

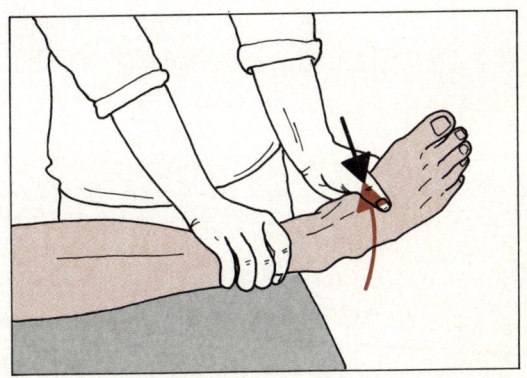

f

Pronation im unteren Sprunggelenk (Abb. 17a)

Muskel		Ursprung	Ansatz
M. peronaeus longus N. peronaeus sup. (L5–S1)	**1**	Caput fibulae, Kapsel der Articulatio tibiofibulare, proximaler Bereich der Fibula	Tuberositas Os metatarsale I, Os cuneiforme mediale
M. peronaeus brevis N. peronaeus sup. (L5–S1)	**2**	laterale Fläche der Fibula	Tuberositas Os metatarsale V
M. extensor digitorum longus N. peronaeus prof. (L5–S1)	**3**	Condylus lateralis tibiae, Caput et Margo anterior fibulae, Fascia cruris, Membrana interossea	Dorsalaponeurosen 2. bis 5. Zehen

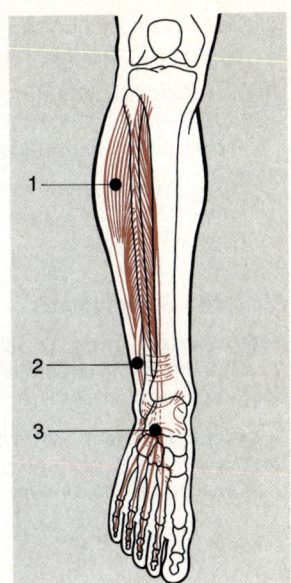

Abb. 17a

1 Der Patient liegt auf dem Rücken. Das Kniegelenk ist leicht flektiert und die Ferse liegt frei. Am günstigsten ist die Palpation durchzuführen, wenn der Unterschenkel des Patienten auf dem aufgestellten Bein des Untersuchers liegt.

Der M. extensor dig. long. ist besser unter seiner Hauptfunktion (Extension der Zehengelenke, S. 78) zu tasten.

2 Der Patient sitzt im Langsitz und der Fuß hängt über die Kante der Behandlungsbank (Abb. **17b**).

3 Der Patient liegt auf der Seite (Abb. **17c**). Der Fuß befindet sich im Überhang. Der Unterschenkel des Patienten wird vom Untersucher oberhalb des lateralen Malleolus fixiert.

4 5 6 Ausgangsstellung und Fixation entsprechend Test 3 (Abb. **17d**). Der Widerstand wird vom Untersucher am Os metatarsale V gegeben.

Klinische Symptomatik

Verkürzungen: Eine Verkürzung der Pronatoren des Fußgelenkes führt zu einer Pes-equinovalgus-Stellung. Bei diesem klinischen Bild liegt die Hauptbelastung beim Gehen auf dem medialen Fußrand.

Schwäche: Bei einer Schwäche der Pronatoren des Fußgelenkes ist die laterale Stabilität des unteren Sprunggelenkes geschwächt und kann die Ursache für Distorsionen sein (Supinationstraumen).

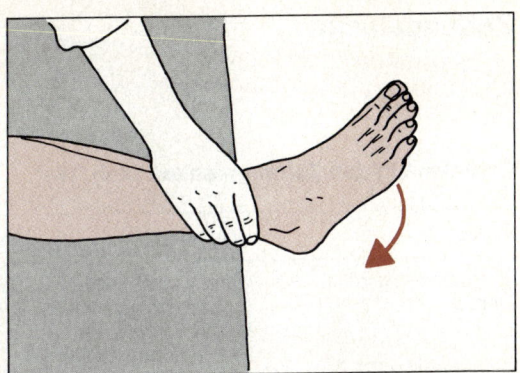

Abb. 17b

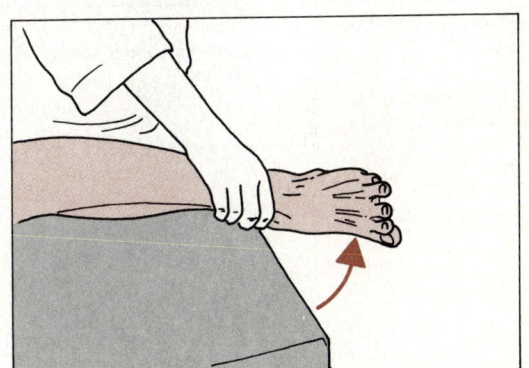

c

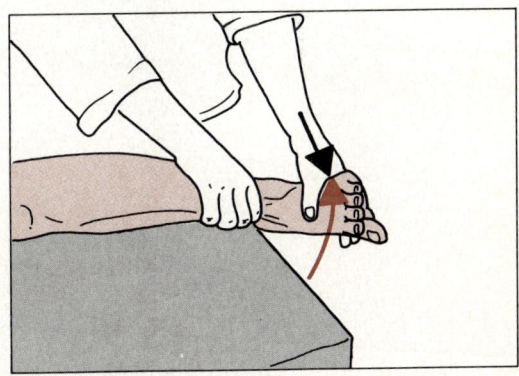

d

Zehengelenke

Extension in den Zehengelenken (Abb. 18a)

Muskel		Ursprung	Ansatz
M. extensor digitorum longus	1	Condylus lat. tibiae, Caput et Margo anterior fibulae, Fascia cruris, Membrana interossea	Dorsalaponeurosen 2. bis 5. Zehen
N. peronaeus prof. (L5–S1)			
M. extensor digitorum brevis	2	Calcaneus, Retinaculum mm. extensorum inferius	Dorsalaponeurosen der 2. bis 5. Zehen
N. peronaeus prof. (S1–S2)			

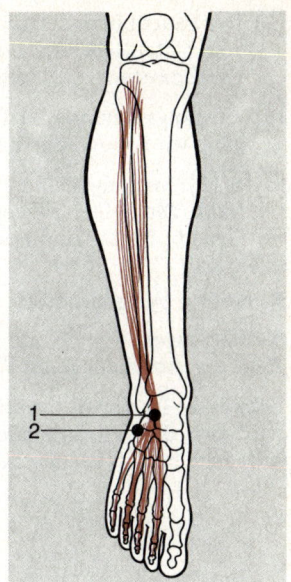

1
2

Abb. 18a

1 Die Palpation wird im Sitz durchgeführt. Das obere Sprunggelenk befindet sich in Mittelstellung.

2 Der Patient befindet sich im Langsitz (Abb. **18b**). Der Vorfuß wird vom Untersucher distal an den Metatarsalen 2–5 gelenknah fixiert. Die Bewegung wird teilweise durchgeführt.

3 Ausgangsstellung und Fixation entsprechend Test 2. Die Bewegung wird endgradig durchgeführt.

4 5 6 Ausgangsstellung und Fixation entsprechend Test 2 (Abb. **18c**). Der Widerstand wird vom Untersucher an den Grund-, Mittel- und Endphalangen der Zehen gegeben.

Klinische Symptomatik

Verkürzungen: Eine Verkürzung der Extensoren der Zehengelenke führt zur Ausbildung von Krallenzehen.

Schwäche: Ist der M. ext. dig. long. von einer Schwäche betroffen, so wird sich diese Kraftminderung eher durch eine leichte Fußheberschwäche bemerkbar machen.

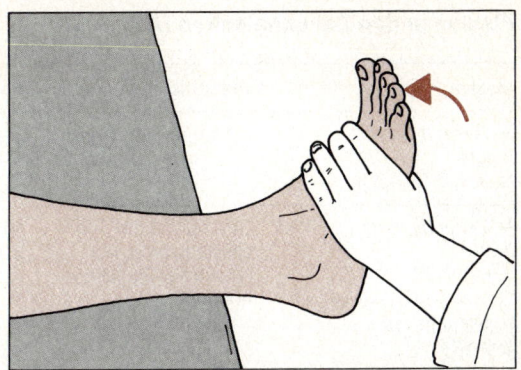

Abb. 18b

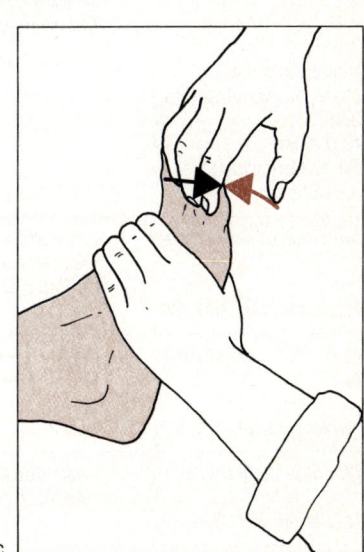

c

Flexion in den Zehengelenken (Abb. **19a**)

Muskel		Ursprung	Ansatz
M. flexor digitorum longus N. tibialis (S1–S3)	**1**	Hinterfläche der Tibia	Endphalangen der 2. bis 5. Zehe
M. flexor digitorum brevis N. plantaris med. (L5–S1)	**2**	Unterfläche des Tuber calcanei, prox. Abschnitt der Plantaraponeurose	Mittelphalangen der 2. bis 5. Zehe
Mm. lumbricales N. plantaris med. (1., 2., 3., m. lumbricales) N. plantaris lat. (M. lumbricalis 4) (L5–S2)		med. Seiten der Einzelsehnen des langen Zehenbeugers	med. Rand der Grundphalangen der 2. bis 5. Zehe, Dorsalaponeurosen der 2. bis 5. Zehe
Mm. interossei dorsales N. plantaris lat. (S1–S2)		zueinandergekehrte Flächen aller Metatarsalia, Lig. plantare longum	Basen der Grundphalangen der 2. bis 4. Zehe
Mm. interossei plantares N. plantaris lat. (S1–S2)		med. Seiten der III. bis V. Os metatarsale	Medialseite der Basen der Grundphalangen der 3. bis 5. Zehe
M. flexor digiti minimi N. plantaris lat. (S1–S2)		Basis des Os metatarsale V.	Basis der Grundphalanx der 5. Zehe

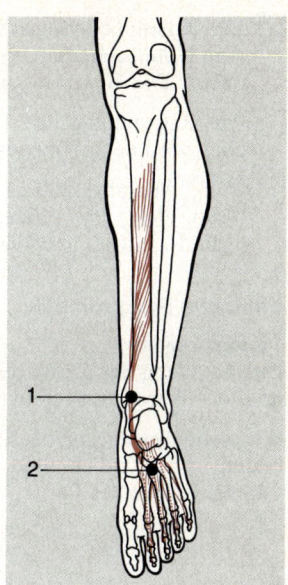

Abb. 19a

1 Die Palpation der Flexoren der Zehengelenke erfolgt im Langsitz.
Das obere Sprunggelenk befindet sich in Mittelstellung.

Von den mitwirkenden Muskeln sind ausschließlich der M. flexor
dig. long. und die Mm. interossei dors. zu tasten.

2 Der Patient befindet sich im Langsitz (Abb. **19b**). Der Vorfuß wird vom Untersucher am distalen Teil der Metatarsale II–V gelenknah fixiert. Die Bewegung wird teilweise ausgeführt.

3 Ausgangsstellung und Fixation entsprechend Test 2. Die Bewegung wird endgradig ausgeführt.

4 5 6 Ausgangsstellung und Fixation entsprechend Test 2 (Abb. **19c**). Der Widerstand wird vom Untersucher an den Grund-, Mittel- und Endphalangen der Zehen 2–5 gesetzt.

Klinische Symptomatik

Verkürzungen: Aus einer Verkürzung der Flexoren resultiert eine Beugestellung der Zehengelenke. Hierdurch können Störungen während der Abrollphase auftreten.

Schwäche: Schwächen der Flexoren der Zehengelenke führen zur Ausbildung von Krallen- und Hammerzehen und zur Abflachung des Längsgewölbes des Fußes.

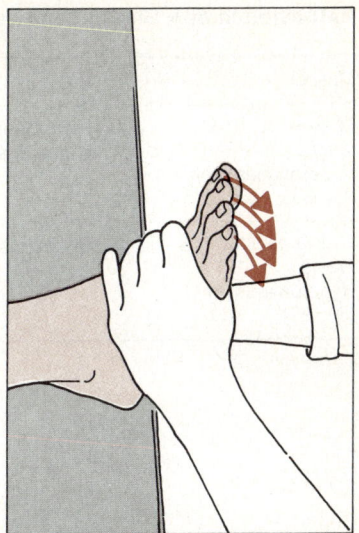

Abb. 19b

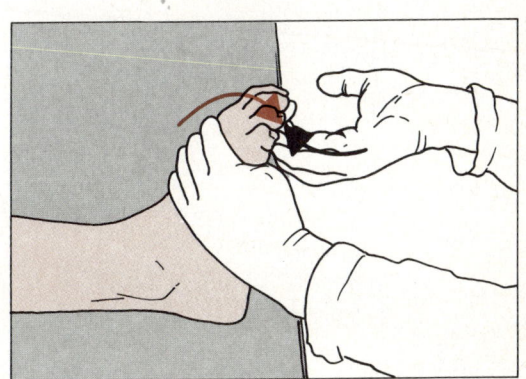

c

Extension in den Großzehengelenken (Abb. **20a**)

Muskel		Ursprung	Ansatz
M. extensor hallucis longus N. peronaeus prof. (L4–S1)	**1**	Facies med. fibulae, Membrana interossea	Endphalanx der 1. Zehe
M. extensor hallucis brevis N. peronaeus prof. (S1–S2)	**2**	Calcaneus	Dorsalaponeurose der 1. Zehe

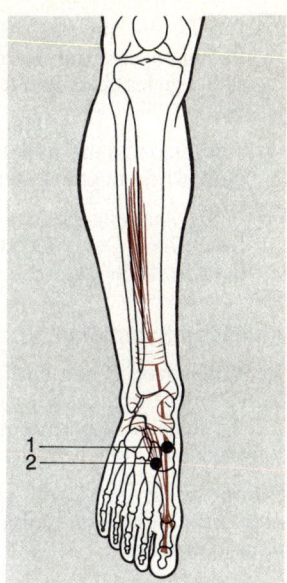

Abb. 20a

1 Die Palpation wird im Sitz vorgenommen. Das obere Sprunggelenk befindet sich bei der Prüfung in Mittelstellung.

2️⃣ Der Patient befindet sich im Langsitz (Abb. **20b**). Der Vorfuß des Patienten wird vom Untersucher am distalen Ende des Os metatarsale I gelenknah fixiert. Die Bewegung wird teilweise durchgeführt.

3️⃣ Ausgangsstellung und Fixation entsprechend Test 2. Die Bewegung wird endgradig durchgeführt.

4️⃣ 5️⃣ 6️⃣ Ausgangsstellung und Fixation entsprechend Test 2 (Abb. **20c**). Der Widerstand wird an der Grund- und Endphalanx der Großzehe gesetzt.

Klinische Symptomatik

Verkürzungen: Durch eine Verkürzung der Extensoren der Großzehengelenke kommt es zur Ausbildung einer Hammerzehe. Das Grundgelenk steht in Hyperextension. Dadurch wird der M. flexor hallucis long. gedehnt und zieht das Endgelenk in Flexionsstellung.

Schwäche: Ist der M. ext. hall. long. von einer Schwäche betroffen, so wird sich diese Kraftminderung eher durch eine leichte Fußheberschwäche äußern.

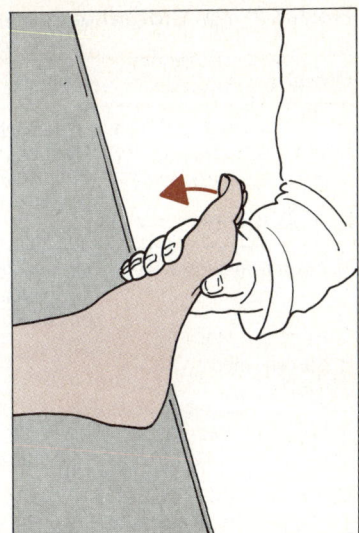

Abb. 20b

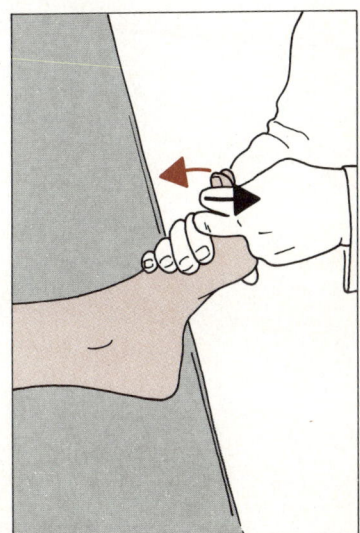

c

Flexion in den Großzehengelenken (Abb. 21a)

Muskel		Ursprung	Ansatz
M. flexor hallucis longus N. tibialis (S1–S3)	**1**	Hinterfläche der Fibula, Membrana interossea, Septum intermusulare posterius cruris	Basis der Endphalanx der 1. Zehe
M. flexor hallucis brevis N. plantaris med. (L5–S1)		Os cuneiforme med., Lig. plantare long., Sehne des M. tibialis posterior	mediales und laterales Sesambein, Grundphalanx der 1. Zehe

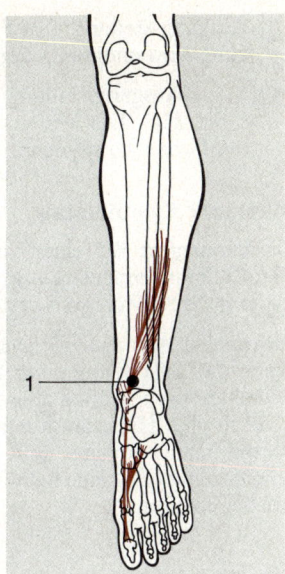

Abb. 21a

1. Die Palpation der Flexoren der Großzehengelenke erfolgt im Langsitz. Das obere Sprunggelenk befindet sich in Mittelstellung. Der M. flexor hall. brev. ist nicht zu tasten.

2. Der Patient befindet sich im Langsitz (Abb. **21b**). Der Vorfuß des Patienten wird vom Untersucher am distalen Ende des Os metatarsale I gelenknah fixiert. Die Bewegung wird teilweise durchgeführt.

3 Ausgangsstellung und Fixation entsprechend Test 2. Die Bewegung wird endgradig durchgeführt.

4 5 6 Ausgangsstellung und Fixation entsprechend Test 2 (Abb. **21c**). Der Widerstand wird an der Grund- und Endphalanx der Großzehe gegeben.

Klinische Symptomatik

Verkürzungen: Bei einer Verkürzung der Flexoren befindet sich die Großzehe in Beugestellung. Die 2. Abrollphase während des Gehens ist je nach Schweregrad gestört.

Schwäche: Aus einer Schwäche der Flexoren der Großzehengelenke kann die Ausbildung einer Hammerzehe resultieren, da die Großzehenextensoren kräftemäßig überwiegen und das Großzehengrundgelenk in eine Hypertension ziehen. Der auf diese Weise gedehnte M. flexor hallucis longus zieht das Endgelenk in eine Flexionsstellung. Gleichzeitig führt eine Schwäche zu einer Verminderung der Gleichgewichtsreaktion.

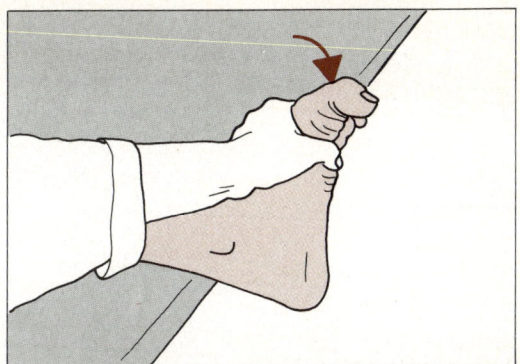

Abb. 21b

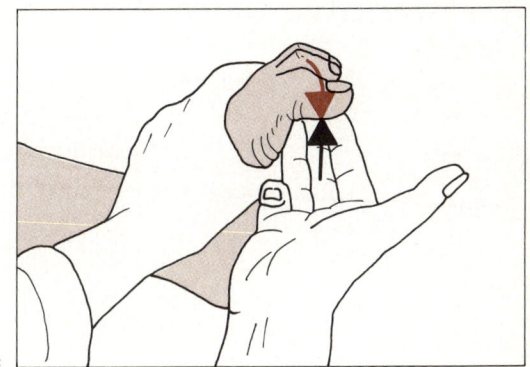

c

Untere Extremität

Klinische Bilder –
Beispiele aus der Praxis

Im folgenden Abschnitt werden die wichtigsten und in der praktischen Arbeit am häufigsten auftretenden klinischen Bilder der unteren Extremität beschrieben.

Das Verständnis für das Abweichen aus dem Normbereich durch Schwächen oder Kontrakturen der beschriebenen Muskeln oder Muskelfunktionen wird durch die Darstellung des physiologischen Bildes erläutert.

Dieses Wissen liefert die Grundlage, um Abweichungen erkennen und um therapeutischen Einfluß darauf nehmen zu können. Veränderungen der *Muskellänge* und der Muskelkraft führen zu muskulären Dysbalancen. Je nach Schweregrad des gestörten Synergismus ist die klinische Symptomatik stark oder weniger stark auffällig.

Geringe Abweichungen verändern die Statik und können durch ständige Fehlbelastungen zu Schäden an allen Gelenken der unteren Extremität, der Iliosakralgelenke, der Wirbelgelenke der gesamten Wirbelsäule und im Extremfall auch an den Gelenken der oberen Extremität führen.

Schwäche der Extensoren des Hüftgelenkes

Beuger und Strecker des Hüftgelenkes halten das Becken des aufrecht stehenden Menschen, in der sagittalen Ebene, in einem labilen Gleichgewicht. Das Schwerelot des Oberkörpers trifft genau auf die Flexions-Extensions-Achse der Hüftgelenke, so daß beide Muskelgruppen in dieser Position ein Minimum an Haltearbeit leisten müssen (Abb. 22).

Sind die Extensoren schwächer, wird das Becken durch den Zug der kräftigeren Flexoren nach vorne gezogen. Diese Beckenkippung bedeutet eine Verlagerung des Schwerelotes vor die Flexions-Extensions-Achse.

Da der Betroffene nicht die Möglichkeit hat, aktiv diese Verlagerung auszugleichen, muß er passive Maßnahmen ausnutzen, um der Zugkraft der Flexoren entgegenzuwirken.

Eine Verlagerung des Oberkörpers nach hinten führt zu einer passiven Beckenaufrichtung und damit zu einer Überstreckung der Hüftgelenke. Das Schwerelot des Oberkörpers befindet sich nun hinter der Flexions-Extensions-Achse der Hüftgelenke (Abb. 23).

Die Ligg. iliofemoralia begrenzen eine zu große Überstreckung der Hüftgelenke. Sie verhindern, daß das Becken zu weit nach hinten abkippt und geben somit dem Betroffenen einen passiven Halt, der es ihm ermöglicht, auch ohne Muskelkraft der Extensoren zu stehen.

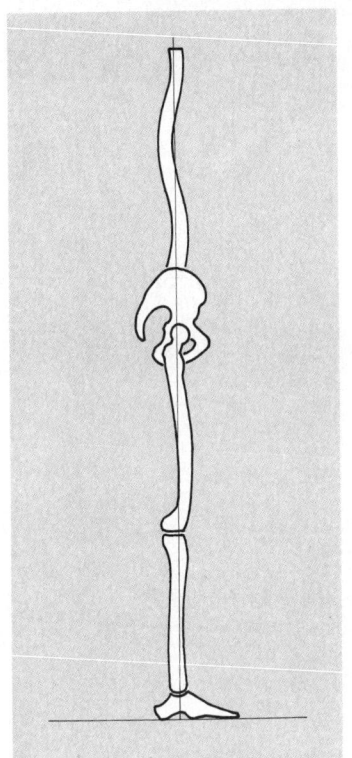 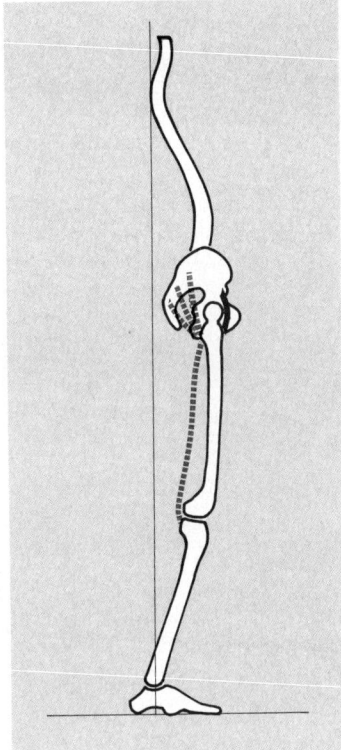

Abb. 22   Abb. 23

Verkürzung der Flexoren des Hüftgelenkes

Eine Flexion des Hüftgelenkes kann auf zwei unterschiedliche Arten durchgeführt werden, je nachdem welcher Gelenkpartner als Punctum fixum oder mobilé arbeitet.

Ist das Becken der fixierte Teil, so erfolgt die Flexion im Hüftgelenk durch Anheben des Beines, z. B. beim Gehen das Spielbein. Ist das Bein Punctum fixum, wird die Flexion im Hüftgelenk durch eine Beckenkippung, z. B. das Vorbeugen des Oberkörpers im Stand, durchgeführt.

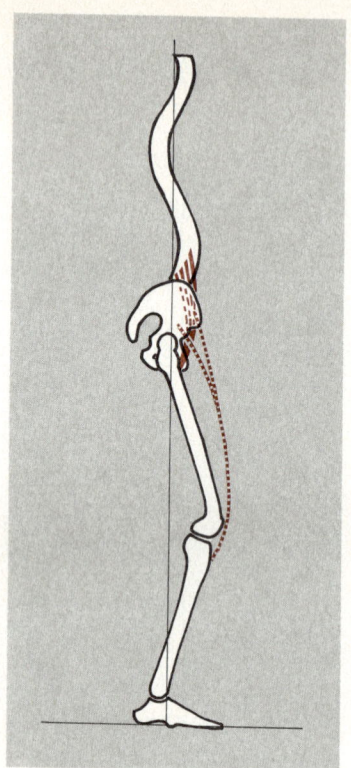

Abb. 24

Eine Kontraktur der Flexoren des Hüftgelenkes bewirkt also eine Beckenkippung bei fixiertem Oberschenkel. Das Schwerelot des Körpergewichtes verlagert sich nach vorn. Um diese Verlagerung des Schwerelotes abzufangen, werden zwangsläufig einige Kompensationsmechanismen notwendig. Die Lendenwirbelsäule wird hyperlordosiert, die Kniegelenke werden leicht gebeugt und die oberen Sprunggelenke befinden sich in verstärkter Dorsalextension (Abb. **24**).

Besteht die Verkürzung der Flexoren des Hüftgelenkes nur einseitig, oder ist sie auf einer Seite stärker ausgeprägt, so wird die Beckenhälfte der betroffenen Seite vermehrt nach vorn gekippt. Die so entstehende Beckenverwringung wird sich in den Bereichen der Iliosakralgelenke, der Wirbelgelenke der Lendenwirbelsäule und im Extremfall der Brust- und Halswirbelsäule bemerkbar machen.

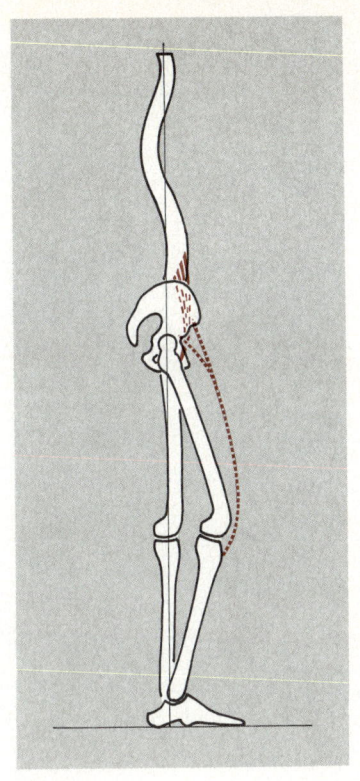

Abb. 25

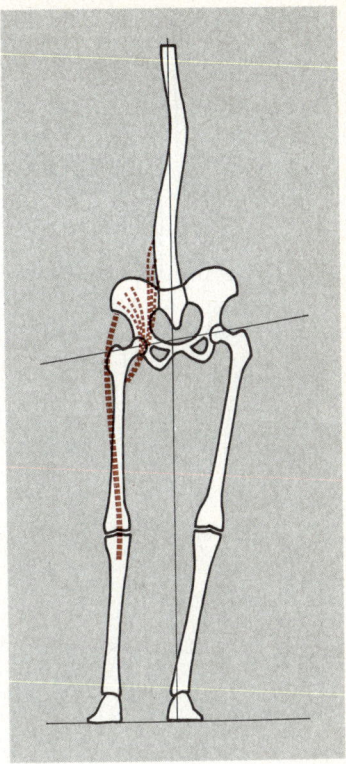

Abb. 26

An der unteren Extremität wird die Kontraktur auf der betroffenen Seite durch eine Kniebeugung kompensiert. Durch die Beckenkippung und die Flexion des Kniegelenkes entsteht eine funktionelle Beinverkürzung, die ein Absinken der betroffenen Beckenhälfte zur Folge hat (Abb. **25** u. **26**).

Ferner resultiert aus dem Beckenschiefstand und aus der vorher beschriebenen Beckenverwringung eine skoliotische Haltung der Wirbelsäule. Im Gangbild ist bei einer einseitigen Kontraktur der Flexoren des Hüftgelenkes am Ende der Standbeinphase des betroffenen Beines der Oberkörper vorgeneigt, da die in dieser Phase notwendige Überstreckung des Hüftgelenkes durch die verkürzte Muskulatur verhindert wird. Wechselt die Belastung auf die nicht betroffene Seite, wird der Oberkörper wieder aufgerichtet. Es entsteht ein Schaukelgang.

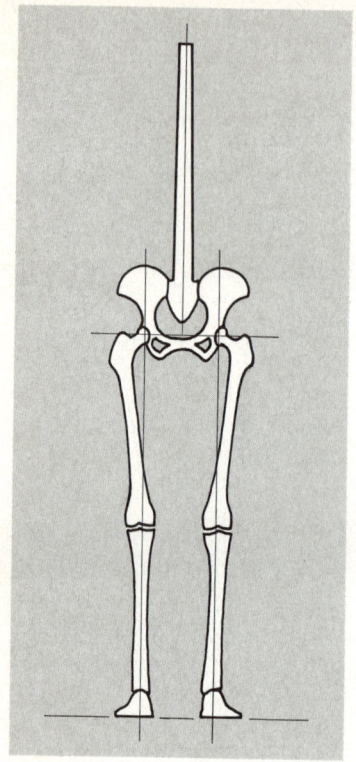
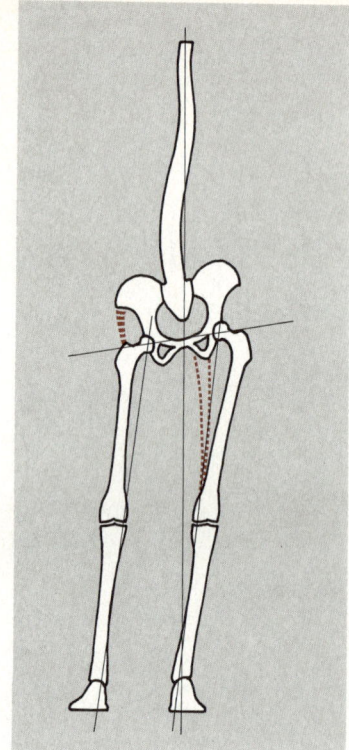

Abb. 27

Abb. 28

Verkürzung der Abduktoren und der Adduktoren des Hüftgelenkes

Kontrakturen der Abduktoren oder der Adduktoren des Hüftgelenkes führen immer zu einer Verschiebung des Beckens in der Frontalebene. Dieses bedeutet, daß sich die Winkel zwischen den Belastungsachsen beider Beine und einer gedachten horizontalen Linie durch beide Hüftgelenke verändern.

So führt diese Verschiebung selbst bei diskreten Verkürzungen zu einer unsymmetrischen Belastung beider Beine und zu unterschiedlichen Druckverhältnissen in beiden Iliosakralgelenken. Bei stärkeren Verkürzungen treten deutliche funktionelle Beinlängendifferenzen auf.

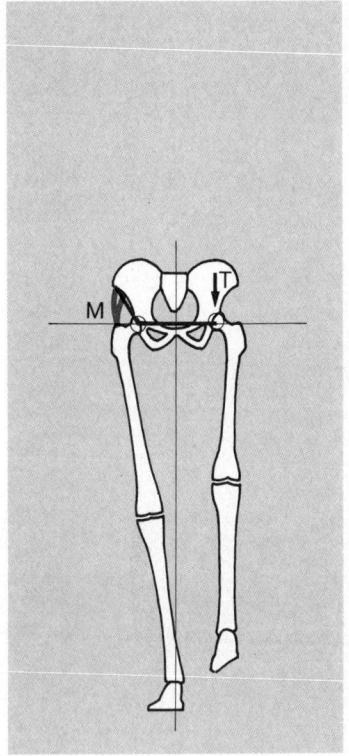

Abb. 29   M = Muskelkraft
           T = Teilkörpergewicht

Eine Kontraktur der Abduktoren des Hüftgelenkes führt zu einer funktionellen Beinverlängerung und eine Kontraktur der Adduktoren des Hüftgelenkes zu einer funktionellen Beinverkürzung auf der jeweils betroffenen Seite. Diese Beinlängendifferenzen werden durch Flexion des Knieglenkes oder durch Abduktion des Beines der funktionell längeren Seite kompensiert. Betrachten wir die Wirbelsäule, so sehen wir aufgrund des entstandenen Beckenschiefstandes eine skoliotische Haltung der gesamten Wirbelsäule (Abb. 27 u. 28).

Schwäche der Abduktoren des Hüftgelenkes

Eine Aufgabe der Abduktoren des Hüftgelenkes ist es, das Becken in der frontalen Ebene zu stabilisieren. Deutlich erkennbar wird diese

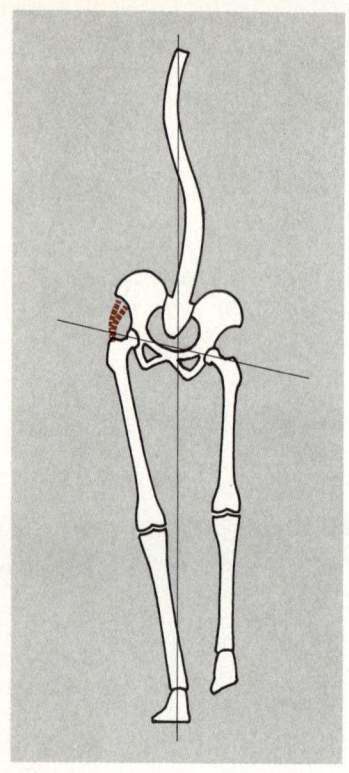
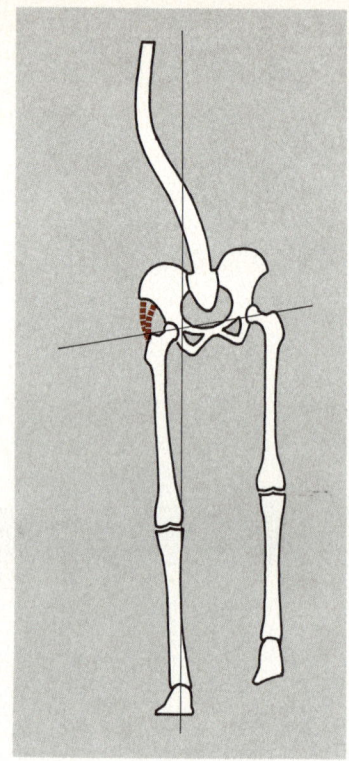

Abb. 30

Abb. 31

Funktion im Einbeinstand bzw. während der Standbeinphase beim Gehen. Hierbei stabilisieren ausschließlich die Abduktoren des Hüftgelenkes das Becken in der Frontalebene.

Während der Standbeinphase hat das Becken die Tendenz, durch die Last des Teilkörpergewichtes (Teilkörpergewicht ist das Körpergewicht abzüglich des Standbeingewichtes) um den Drehpunkt Hüftgelenk des Standbeines abzukippen.

Betrachten wir das Becken als zweiarmigen Hebel mit dem Drehpunkt Hüftgelenk, so sind die ansetzenden Kräfte das Teilkörpergewicht (T) und die Muskelkraft (M) der Abduktoren des Hüftgelenkes.

Dies bedeutet, daß die Abduktoren bei ausreichender Kraft in der Lage sind, das Becken im Einbeinstand in der Waagerechten zu halten (Abb. **29**).

Ist die Kraft der Abduktoren des Hüftgelenkes vermindert, können wir folgende Ausgleichsmechanismen beobachten:

- Bei nicht oder nur schwach (Testnote 1) innervierten Abduktoren kann das Teilkörpergewicht vom Patienten auf der betroffenen Seite nicht übernommen werden. Das Becken kippt zur gegenüberliegenden Seite ab (Trendelenburg-Zeichen). Liegt eine bilaterale Insuffizienz der Abduktoren vor, kann der Watschelgang beobachtet werden (Abb. 30).
- Bei geschwächten Abduktoren des Hüftgelenkes (ab Testnote 2) verlagert der Patient das Teilkörpergewicht über den Drehpunkt Hüftgelenk zur geschwächten Seite, um die Abduktoren zu entlasten (Duchenne-Zeichen) (Abb. 31).

Schwäche des M. quadriceps femoris

Der M. quadriceps femoris ist ein zweigelenkiger Muskel. Auf das Hüftgelenk wirkt er mit einem Anteil, dem M. rectus femoris, flektierend und auf das Kniegelenk mit allen 4 Anteilen extendierend. Eine Schwäche des M. quadriceps femoris äußert sich überwiegend nur in der Extension des Kniegelenkes, da er hier als einziger Muskel wirkt. Bei der Flexion im Hüftgelenk ist eine Schwäche des M. quadriceps femoris klinisch weniger auffällig, da andere Muskeln die fehlende Kraft kompensieren können.

Die mangelhafte Extension im Kniegelenk ist also das zu beschreibende klinische Bild.

Um die Stabilisierung des Kniegelenkes zu verstehen, ist es notwendig, sich den Verlauf des Schwerelotes des Körpergewichtes zur Beuge- und Streckachse im Kniegelenk darzustellen Bei nur leichter Beugung im Kniegelenk liegt das Schwerelot schon hinter der Bewegungsachse und der M. quadriceps femoris muß aktiv werden, um eine Stabilität zu gewährleisten (Abb. 32). Ist das Kniegelenk überstreckt, wandert das Schwerelot vor die Bewegungsachse und der dorsale Kapsel-Band-Apparat übernimmt die Sicherung des Kniegelenkes ohne Beteiligung des M. quadriceps femoris (Abb. 33).

Die Verlagerung des Schwerelotes vor die Bewegungsachse erreicht der Betroffene, indem er durch eine Beckenkippung den Oberkörper nach vorn bringt.

Diesen Ausgleichsmechanismus benutzt der Betroffene, um bei einer Schwäche des M. quadriceps femoris das Kniegelenk passiv in der Extensionsstellung zu sichern. Beim Gehen wird während der Bela-

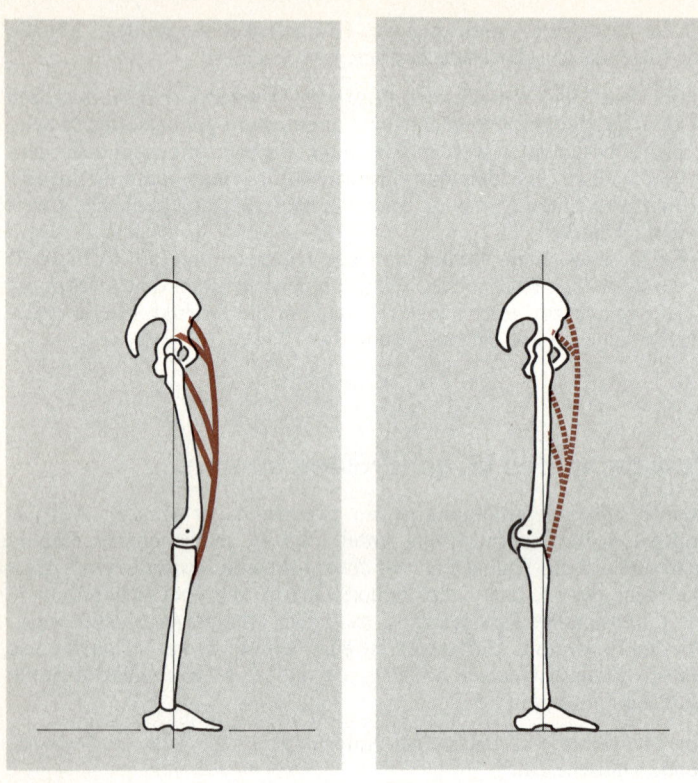

Abb. 32   Abb. 33

stungsphase die Hyperextension verstärkt, da das gesamte Körpergewicht auf einem Bein ruht.

Schwäche der ischiokruralen Muskulatur

Mit Ausnahme des Caput breve des M. biceps femoris wirkt die
ischiokrurale Muskulatur zweigelenkig. Im Kniegelenk hat sie eine
flektierende und im Hüftgelenk eine extendierende Funktion. Eine
Schwäche macht sich klinisch in beiden Wirkungsbereichen bemerkbar.

Im aufrechten Stand und während des normalen Gehens führen die
ischiokruralen Muskeln, ohne die Mithilfe des M. glutaeus max., die
Hüftstreckung durch. Als kräftigste Kniebeuger sind sie aktive dorsale

Stabilisatoren des Kniegelenkes. Eine Schwäche der ischiokruralen Muskulatur äußert sich im Stand in einer Beckenkippung, bedingt durch die mangelnde Extension im Hüftgelenk und durch eine Hyperextension im Kniegelenk wegen des fehlenden dorsalen muskulären Haltes.

Das klinische Bild ähnelt der Symptomatik bei einer Schwäche des M. quadriceps femoris. Im Fall der Quadrizepsschwäche wird die Flexion des Hüftgelenkes jedoch aktiv durchgeführt, um eine Verlagerung der Belastungsachse zu erreichen und damit eine Hyperextension im Kniegelenk zu bewirken.

Im Gangbild können wir bei einer Schwäche der ischiokruralen Muskulatur während der Standbeinphase eine verstärkte Hyperextension im Kniegelenk beobachten, da jetzt das Körpergewicht auf einem Bein ruht.

Verkürzung des M. triceps surae

Wie der Name schon sagt, setzt sich der M. triceps surae aus drei Muskelköpfen zusammen, dem Caput laterale et mediale des M. gastrocnemius und dem M. soleus sowie dem M. plantaris. Sie inserieren in einer gemeinsamen Sehne am Tuber calcanei. Gemeinsam bewirken sie eine Plantarflexion im oberen Sprunggelenk und eine Supination im unteren Sprunggelenk.

Die Köpfe des M. gastrochnemius entspringen vom Coindylus medialis et lateralis femoris und haben somit zusätzlich eine flektierende Wirkung auf das Kniegelenk.

Für die Kraftentwicklung der Flexion des Kniegelenkes ist diese Funktion nur von geringer Bedeutung. Jedoch ist der M. gastrocnemius eines jener aktiven Elemente, die bei einer Dorsalextension im oberen Sprunggelenk eine Überstreckung im Kniegelenk begrenzen. Seine Wirksamkeit im oberen Sprunggelenk ist abhängig von dem Grad der Beugung im Kniegelenk. Bei gestrecktem Kniegelenk ist der Muskel vorgedehnt und kann seine Kraft voll entfalten. Bei gebeugtem Kniegelenk ist der Muskel zwischen Ursprung und Ansatz angenähert und verliert seine Kraft für die Plantarflexion.

Eine Verkürzung des M. triceps surae führt zu einer vermehrten Plantarflexion im oberen Sprunggelenk und Supinationsstellung im unteren Sprunggelenk.

Die hierdurch entstehende funktionelle Beinverlängerung wird im Stand durch eine Flexion im Kniegelenk kompensiert. Außer dieser Kompensation bewirkt die Flexion des Kniegelenkes eine Annäherung

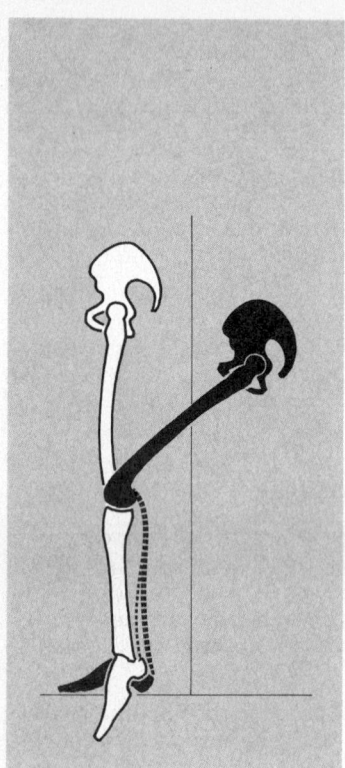

Abb. 34

von Ursprung und Ansatz und damit eine relative Verlängerung des Muskels. Das Bewegungsausmaß wird dadurch im oberen und unteren Sprunggelenk erweitert (Abb. **34**).

Im Gangbild beginnt die Standbeinphase des betroffenen Beines mit dem Vorfußkontakt, die Ferse berührt nicht den Boden. Die Flexion im Kniegelenk bleibt während der verkürzten Standbeinphase bestehen. In der Spielbeinphase muß das Bein vermehrt im Knie- und Hüftgelenk flektiert werden, um das funktionell längere Bein nach vorn durchschwingen zu können.

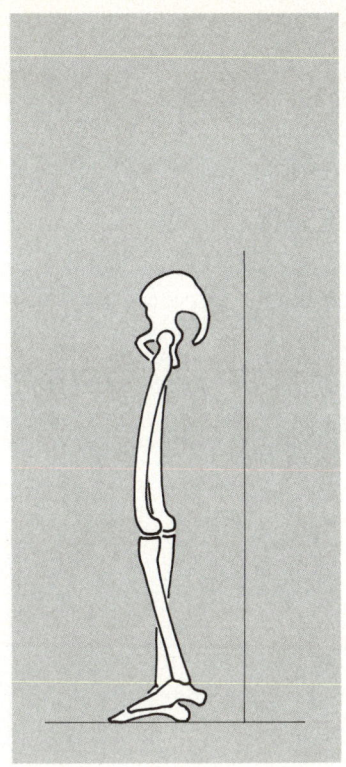

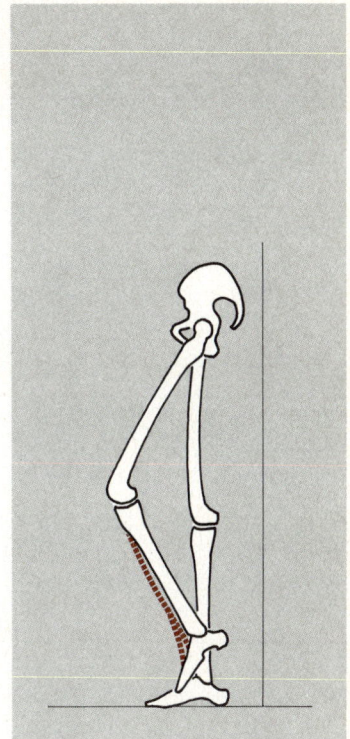

Abb. 35   Abb. 36

Schwäche der Fußheber

Beim normalen Gang folgt nach der Abrollphase des Spielbeines die
Lösung des Vorfußes vom Boden. Diese Lösungsphase wird durch die
Zehenextension und die Dorsalextension im oberen Sprunggelenk ein-
geleitet.

Sind die Fußheber geschwächt oder gar völlig ausgefallen, kann der
Betroffene die fehlende Dorsalextension über eine vermehrte Flexion
im Hüft- und Kniegelenk kompensieren. Das heißt, das Bein muß
nach dem Abrollen in der Spielbeinphase höher angehoben werden,
um den Vorfuß vom Boden zu lösen. Dieses für den Ausfall der
Fußheber typische Gangbild wird als Stepper- oder Storchengang be-
zeichnet (Abb. **35** u. Abb. **36**).

Wirbelsäule

Bewegungstests

Extension der Hals-, Brust- und Lendenwirbelsäule
(Abb. **37a** u. **b**)

Muskel	Ursprung	Ansatz
Erector spinae lateraler Trakt		
intertransversale Muskeln		
1A *M. iliocostalis lumborum*	Os sacrum, Labium externum (Cristae iliacae), Fascia thoracolumbalis	Processus costales der oberen Lendenwirbel, untere 6.–9. Rippe
B *M. iliocostalis thoracis*	untere 6 Rippen	obere 6 Rippen
C *M. iliocostalis cervicis*	6.–3. Rippe	Querfortsätze des 6.–4. Halswirbels
(Rr. dorsales C4–L3)		
2A *M. longissimus thoracis*	Os sacrum, Dornfortsätze der Lendenwirbel, Querfortsätze der unteren Brustwirbel	medial: Processus accessori der Lendenwirbel, Processus transversi der Brustwirbel lateral: Rippen, Processus costales der Lendenwirbel, Fascia thoracolumbalis
B *M. longissimus cervicis*	Querfortsätze der 6 oberen Brustwirbel	Tubercula posteriora der Querfortsätze des 2.–5. Halswirbels
C *M. longissimus capitis*	Processus transversi des 3.–5. Brustwirbels und der drei unteren Halswirbel	Processus mastoideus
(Rr. dorsales C2–L5)		
spinotransversale Muskeln		
3A *M. splenius cervicis*	Dornfortsätze des (3.) 4.–(5.) 6. Brustwirbels und der vier unteren Halswirbel	Querfortsätze des 1. und 2. Halswirbels
B *M. splenius capitis*	Dornfortsätze der 3 oberen Brustwirbel und der unteren vier Halswirbel	Bereich des Processus mastoideus
(Rr. dorsales C1–C8)		

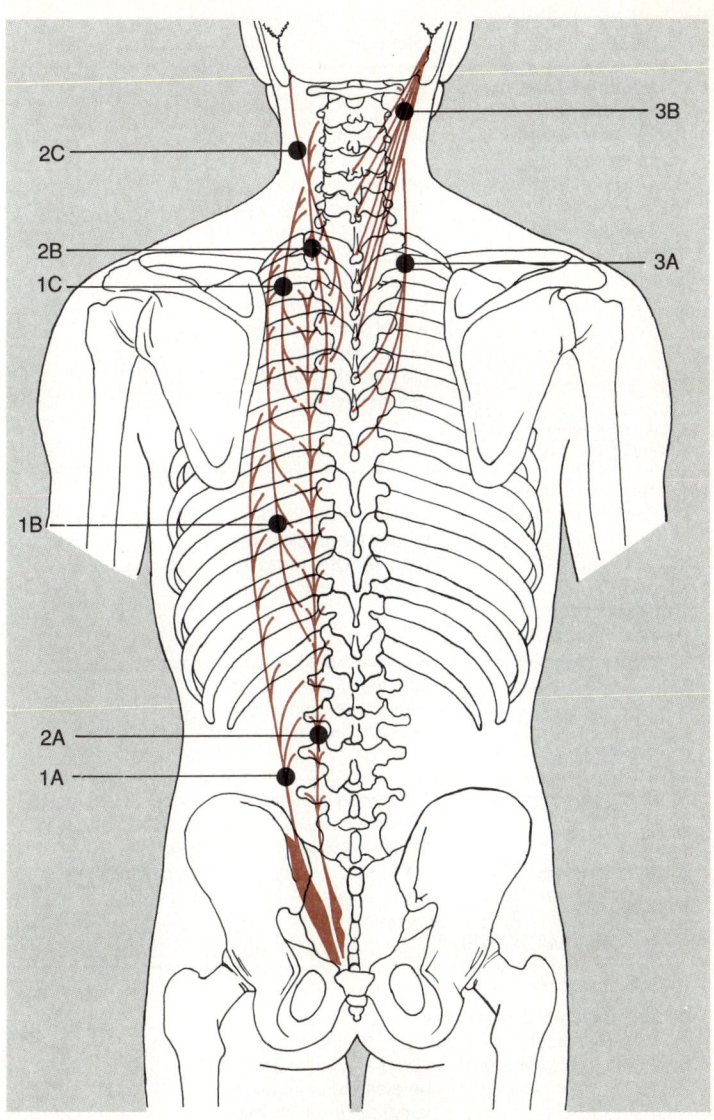

Abb. 37a

	Muskel	Ursprung	Ansatz
	medialer Trakt *Geradsystem*		
4A	*Mm. interspinales lumborum*	sind segmental ange- legt im Hals- und Len- denbereich und zwi-	
B	*Mm. interspinales thoracis*	schen 1. und 2. sowie 2. und 3. Brustwirbel	
C	*Mm. interspinales cervicis*	und zwischen dem 11. und 12. Brustwirbel sowie dem 12. Brust- wirbel und 1. Lenden- wirbel, sie verbinden die benachbarten Pro- cessus spinosi	
	(Rr. dorsales C1–Th3 und Th11–L5)		
5A	*Mm. intertransversarii posteriores cervicis*	verbinden die benach- barten Tubercula poste- riora der Querfortsätze des 2.–7. Halswirbels	
	(Rr. dorsales C1–C6)		
B	*Mm. intertransversarii mediales lumborum*	verbinden die Proces- sus mamillares bzw. ac- cessorii der benachbar- ten Lendenwirbel	
	(Rr. dorsales L1–L4)		
6A	*M. spinalis thoracis*	Processus spinosi des 3. Lenden- bis 10. Brustwirbels	Processus spinosi des 8.–2. Brustwir- bels
B	*M. spinalis cervicis*	Dornfortsätze des 2. Brust- bis 6. Hals- wirbels	Processus spinosi des 4.–2. Halswirbels
	(Rr. dorsales C2–Th10)		
	Schrägsystem		
7A	*Mm. rotatores brevis et longi (cervicis)*		
B	*thoracis (et lumborum)*	überwiegend im Brust- bereich entspringen sie von den Querfortsätzen und gelangen zu den nächst höheren bzw. übernächsten Dornfort- sätzen und inserieren an deren Basis	
	(Rr. dorsales Th1–Th11)		

Muskel	Ursprung	Ansatz
8 *M. multifidus* (Rr. dorsales C3–S4)	oberflächliches Sehnenblatt des M. longissimus, dorsale Fläche des Os sacrum, Processus mamillares der Lendenwirbel, Processus transversi der Brustwirbel, Processus articulares des 7.–4. Halswirbels	Die Muskelbündel überspringen 2–4 Wirbel und inserieren an den Dornfortsätzen der entsprechenden höheren Wirbel
9A *M. semispinalis thoracis et cervicis* B *M. semispinalis capitis* (Rr. dorsales Th4–Th6, C3–C6 und C1–C5)	Querfortsätze aller Brustwirbel Querfortsätze des 4.–7. oberen Brustwirbels, Gelenkfortsätze der 5 unteren Halswirbel	Processus spinosi der oberen 6 Brust- und unteren 4 Halswirbel zwischen der Linea nuchae superior und inferior
Kurze Nackenmuskeln		
10 *M. rectus capitis posterior minor* (N. suboccipitalis C1)	Tuberculum posterius atlantis	medialer Bereich der Linea nuchae inferior
11 *M. rectus capitis posterior major* (N. suboccipitalis C1)	Processus spinosus des 2. Halswirbels	Linea nuchae inferior
12 *M. obliquus capitis superior* (N. suboccipitalis C1)	Processus transversus atlantis	Os occipitale
13 *M. obliquus capitis inferior* (N. suboccipitalis C1)	Processus spinosus des 2. Halswirbels	Processus transversus atlantis

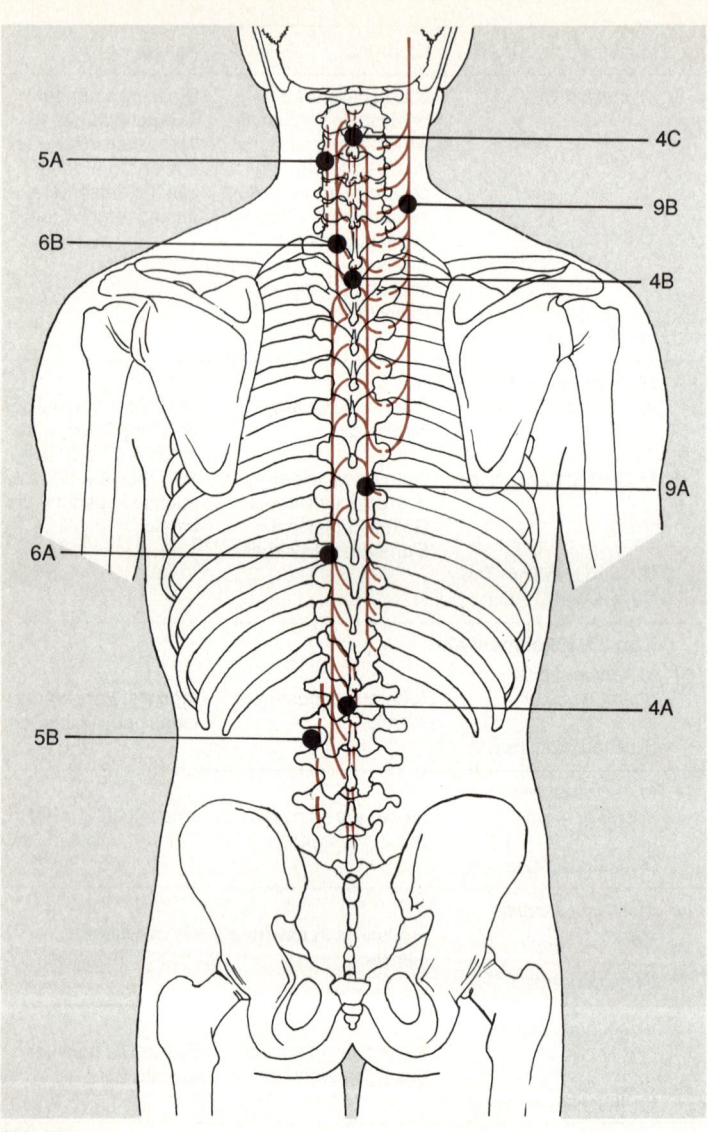

Abb. 37b

Extension der Halswirbelsäule

[1] Die Palpation der Extensoren der Halswirbelsäule wird in Seitlage vorgenommen. Der Kopf ist unterlagert, so daß eine Seitneigung der Halswirbelsäule vermieden wird.

Die kurzen Nackenmuskeln lassen sich nur als Einheit palpieren. Ebenso können die anderen Extensoren der Halswirbelsäule nur zusammengefaßt beurteilt werden.

[2] Der Patient liegt auf der Seite (Abb. **37c**). Der Schultergürtel wird vom Prüfer fixiert. Das volle Bewegungsausmaß besteht in der Extension der Halswirbelsäule und der Nickbewegung in den Kopfgelenken nach hinten.

[3] Der Patient liegt auf dem Bauch (Abb. **37d**). Der Kopf hängt über und die obere Brustwirbelsäule wird vom Prüfer fixiert. Das Bewegungsausmaß erfolgt wie unter der Testnote 2 beschrieben.

[4] [5] [6] Ausgangsstellung, Fixation und Bewegungsausmaß entsprechend Test 3 (Abb. **37e**). Der Widerstand wird vom Prüfer am Hinterhaupt gesetzt. Das Bewegungsausmaß erfolgt wie unter der Testnote 2 beschrieben.

Klinische Symptomatik

Verkürzungen: Aus Verkürzungen der Extensoren der Halswirbelsäule entstehen Bewegungseinschränkungen in Richtung Flexion, Seitneigung und Rotation der Halswirbelsäule.

Einseitige Kontrakturen führen zu einer skoliotischen Haltung und zu Funktionsstörungen in den Bewegungssegmenten der Halswirbelsäule. In den Schulter-Arm-Bereich ausstrahlende Beschwerden sowie Kopfschmerzen können die Folge länger bestehender Verkürzungen sein.

Schwäche: Sind die Extensoren der Halswirbelsäule geschwächt, resultiert daraus eine mangelnde Kopfkontrolle und eine gestörte Gleichgewichtsreaktion.

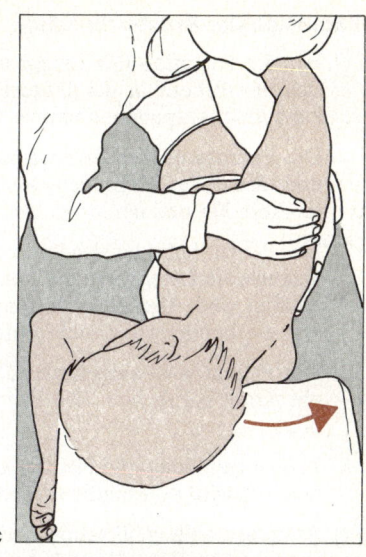

Abb. 37c

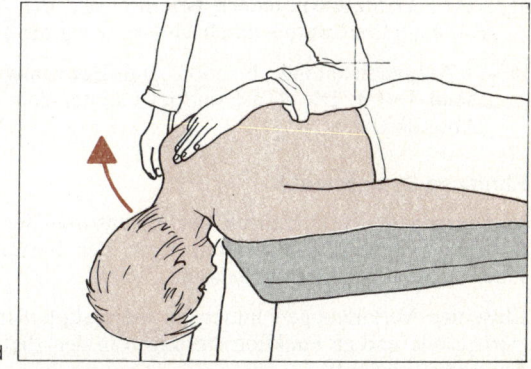

d

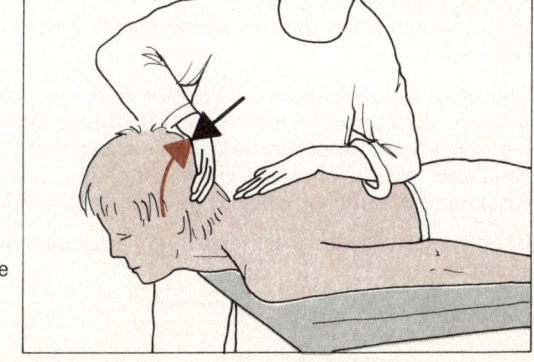

e

Extension der Brustwirbelsäule

1 Für die Palpation der Extensoren der Brustwirbelsäule befindet sich der Patient in der Bauchlage. Durch Anheben des Kopfes kann eine Anspannung paravertebral getastet werden.

Die Extensoren der Brustwirbelsäule können nicht differenziert, und die tiefer liegenden Muskeln gar nicht palpiert werden (s. Abb. 37a und b).

2 Der Patient befindet sich im Päckchensitz (Abb. 38a), da in dieser Position die Extensoren der Lendenwirbelsäule weitgehend ausgeschaltet sind. Die Arme liegen neben dem Körper. Das Becken und die Lendenwirbelsäule werden vom Prüfer fixiert.

Der Patient wird aufgefordert, den Kopf, den Schultergürtel und die Arme anzuheben. Die Brustwirbelsäule wird teilweise extendiert.

3 Ausgangsstellung und Fixation entsprechend Test 2. Die Brustwirbelsäule wird vollständig extendiert.

4 Ausgangsstellung, Fixation und Bewegungsausmaß entsprechend Test 3 (Abb. 38b). Jedoch befinden sich die Arme in einer U-Haltung (Erschwernis durch Verlängerung des Hebels).

5 6 Ausgangsstellung, Fixation und Bewegungsausmaß entsprechend Test 3. Die Arme sind jetzt hinter dem Kopf verschränkt (Abb. 38c).

Klinische Symptomatik

Verkürzungen: Verkürzungen der Extensoren der Brustwirbelsäule führen zu Bewegungseinschränkungen der Flexion, Rotation und Lateralflexion der Brustwirbelsäule.

Einseitige Verkürzungen führen zu einer skoliotischen Haltung der Wirbelsäule und zu Funktionsstörungen in den Bewegungssegmenten der Brustwirbelsäule.

In den Schulter-Arm-Bereich ausstrahlende Beschwerden können die Folge sein.

Schwäche: Eine Schwäche der Extensoren der Brustwirbelsäule äußert sich vor allem in einer fehlenden Aufrichtung der Brustwirbelsäule. Die BWS-Kyphose ist verstärkt und die angrenzenden Wirbelsäulenabschnitte weisen ebenfalls eine Verstärkung ihrer physiologischen Krümmungen auf (verstärkte HWS- und LWS-Lordose).

Bei diesem Muskelfunktionsdefizit ist häufig eine Sitzkyphose zu beobachten.

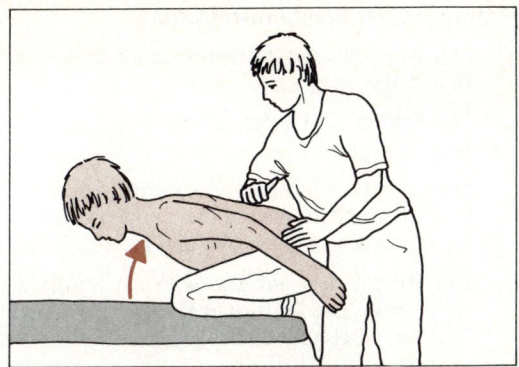

Abb. 38a

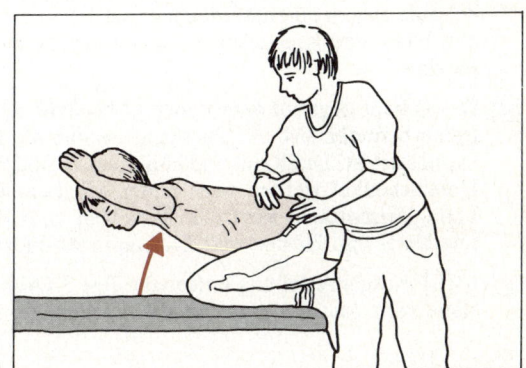

b

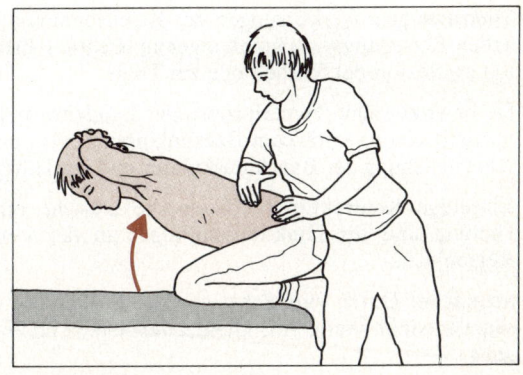

c

Extension der Lendenwirbelsäule

1 Die Palpation der Extensoren der Lendenwirbelsäule erfolgt in Bauchlage.

Der Patient wird aufgefordert, den Kopf und den Thorax anzuheben.

Die mitwirkenden Muskeln werden gemeinsam palpiert. Die tieferliegenden Extensoren der Lendenwirbelsäule können nicht getastet werden (s. Abb. 37a und b).

2 Der Patient liegt auf der Seite am Rande der Behandlungsbank (Abb. 39a). Die Hüft- und Kniegelenke sind 90° flektiert, und die Lendenwirbelsäule ist kyphosiert.

Das Gewicht der Beine wird vom Prüfer abgenommen und der Oberkörper fixiert. Der Patient wird aufgefordert, die Lendenwirbelsäule zu extendieren, indem er das Becken nach dorsal bewegt. Die Hüft- und Kniegelenke bleiben bei dieser Bewegung in 90°-Flexion.

3 Der Patient liegt auf dem Bauch (Abb. 39b). Das Becken und die Beine befinden sich im Überhang, so daß die Lendenwirbelsäule kyphosiert ist. Die Knie- und Hüftgelenke sind 90° flektiert und die Unterschenkel werden vom Prüfer gehalten. Die Extension der Lendenwirbelsäule wird vom Patienten vom Becken eingeleitet. Die Knie- und Hüftgelenke bleiben in 90°-Flexion.

4 5 6 Ausgangsstellung entspricht Test 3 (Abb. 39c). Der Widerstand wird vom Prüfer auf dem Kreuzbein gegeben.

Klinische Symptomatik

Verkürzungen: Verkürzungen der Extensoren der Lendenwirbelsäule haben Bewegungseinschränkungen in Richtung Flexion, Rotation und Lateralflexion der Wirbelsäule zur Folge.

Sie bewirken eine Hyperlordose der Lendenwirbelsäule in Kombination mit einer verstärkten Beckenkippung, Flexion der Hüftgelenke, Abschwächung der Bauchmuskulatur und der Hüftgelenksextensoren.

Einseitige Kontrakturen können die Ursache für eine skoliotische Haltung und für Funktionsstörungen in der Lenden-Becken-Hüft-Region sein.

Schwäche: Durch eine Schwäche der Extensoren der Lendenwirbelsäule entsteht häufig eine Überbeweglichkeit im lumbosakralen Übergang.

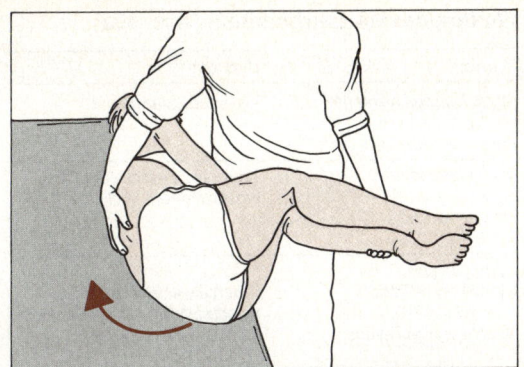

Abb. 39a

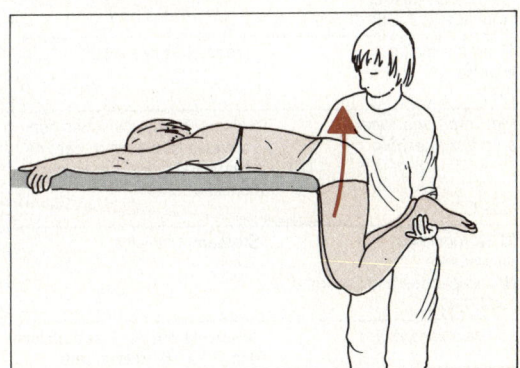

b

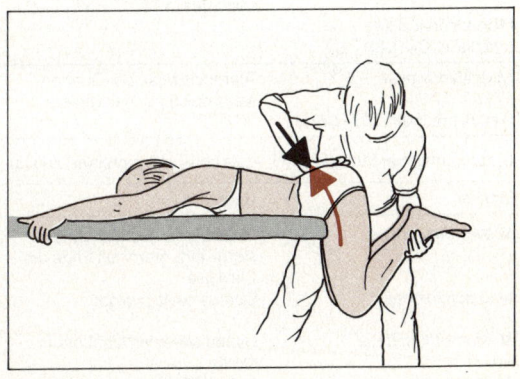

c

Flexion der Halswirbelsäule (Abb. 40a)

Muskel	Ursprung	Ansatz
M. rectus capitis anterior Plexus cervicalis C1	Massa lat. atlantis	Pars basilaris (Ossis occipitalis)
M. longus capitis Plexus cervicalis (C1–C4)	Tubercula anteriora der Quer- fortsätze des 3.–6. Halswirbels	Pars basilaris (Ossis occipitalis)
M. longus colli laterale obere Fasern	Tubercula anteriora der Quer- fortsätze des 5.–2. Halswirbels	Tuberculum anterius atlantis
laterale untere Fasern	1.–3. Brustwirbelkörper	Tuberculum anterius des 6. Halswirbels
mediale Fasern Plexus cervicalis et brachialis (C2–C8)	Körper der oberen Brust- und unteren Halswirbel	Körper der oberen Halswirbel
M. rectus capitis lateralis (C1)	Querfortsatz des Atlas	Processus jugularis des Os occipitale
Mm. intertransversarii anteriores cervicis (C2–C6)	6 kleine Bündel zwischen den ventralen Höckerchen der Pro- cessus transversi der Halswir- belsäule	
M. sternocleido- mastoideus N. accessorius und Fasern aus C1–C2	Sternum, Clavicula	Proc. mastoideus, Linea nuchae superior
M. scalenus anterior Plexus brachialis (C5–C7)	Tubercula ant. der Querfortsätze des (3.) 4.–6. Halswirbels	1. Rippe
M. scalenus medius Plexus cervicalis et brachialis (C4–C8)	Tubercula post. der Querfort- sätze des (1.) 2.–7. Halswirbels	1. Rippe, 1. Zwischen- rippenraum
M. scalenus post. Plexus brachialis (C7–C8)	Tubercula post. der Querfort- sätze des 5.–7. Halswirbels	2. (3.) Rippe

Untere Zungenbeinmuskeln (N: Ansa cervicalis profunda C1–C3)

Muskel	Ursprung	Ansatz
M. sternohyoideus	Hinterfläche des Manubrium sterni, evtl. sternales Ende der Clavicula	Hinterfläche des Zungenbeines
M. omohyoideus	Corpus ossis hyoidei	Margo superior der Scapula
M. sternothyroideus	Hinterfläche des Manubrium sterni	Cartilago thyroidea
M. thyrohyoideus	Linea obliqua des Schildknorpels	Os hyoideum

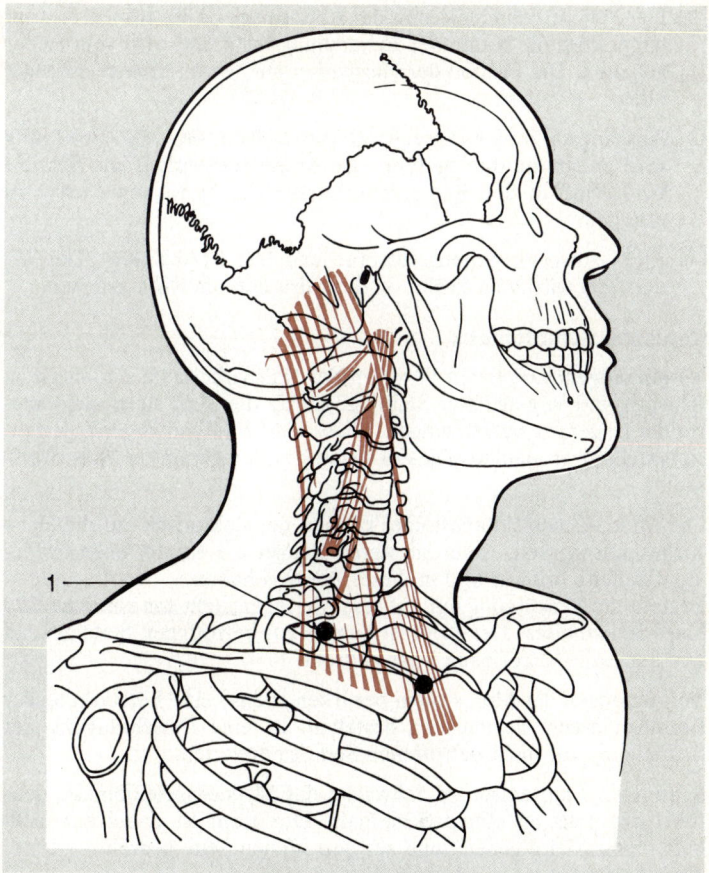

Abb. 40a

1 Die Palpation der Flexoren der Halswirbelsäule wird in der Rük-
kenlage durchgeführt.

Tastbar sind nur die Mm. sternocleidomastoidei und die Mm.
scaleni.

Die tieferliegenden Flexoren der Halswirbelsäule werden von den
vorgenannten Muskeln überlagert und sind nicht zu palpieren.

2 Der Patient befindet sich in der Rückenlage (Abb. **40b**). Der Kopf hängt über die Kante der Behandlungsbank und wird vom Prüfer gehalten. Die Flexion der Halswirbelsäule wird teilweise durchgeführt.

3 Ausgangsstellung entsprechend Test 2 (Abb. **40c**). Die Bewegung wird endgradig durchgeführt. Bevor die Halswirbelsäule flektiert wird, muß in den Kopfgelenken eine Nickbewegung nach vorn erfolgen.

4 5 6 Ausgangsstellung entsprechend Test 2 (Abb. **40d**). Der Widerstand wird vom Prüfer an der Stirn und am Kinn gegeben.

Klinische Symptomatik

Verkürzungen: Die tiefen Flexoren der Halswirbelsäule sind meist zu schwach und in gedehnter Stellung. Einzig die Mm. sternocleidomastoidei neigen zu Verkürzungen. Diese jedoch führen zu einer Extensionsstellung in den Kopfgelenken und in der gesamten Halswirbelsäule.

Die Mm. sternocleidomastoidei können nur flektorisch auf die Halswirbelsäule wirken, wenn die tiefen Beuger die Kopfgelenke in Flexionsstellung bringen und in dieser Position halten.
Besteht die Verkürzung nur auf einer Seite, entsteht das klinische Bild eines Schiefhalses. Der Kopf ist hierbei zur betroffenen Seite geneigt und zur nicht betroffenen Seite gedreht.

Verkürzungen der Mm. scaleni bewirken ebenso eine Verstärkung der Lordose. Wenn sie einseitig bestehen, ist eine Einschränkung der Seitneigung zur nicht betroffenen Seite zu erwarten.

Schwäche: Eine einseitige Schwäche des M. sternocleidomastoideus führt ebenfalls zu einem Schiefhals. Der Kopf ist dabei zur nicht betroffenen Seite geneigt und zur betroffenen Seite gedreht.

Sind die tieferliegenden Flexoren der Halswirbelsäule geschwächt, kann die Nickbewegung nach vorn nicht ausreichend erfolgen.
Die Kopfgelenke können nicht in Flexionsstellung gebracht werden und die Mm. sternocleidomastoidei können, aufgrund ihres jetzigen Verlaufes zur Bewegungsachse, nicht flektorisch wirken. Es erfolgt eine Umkehr ihrer Funktion und sie wirken extensorisch. Besonders deutlich ist dieser Vorgang, wenn der Patient den Kopf in der Rückenlage anheben soll. Es erfolgt keine Flexion in den Kopfgelenken. Der Kopf wird mit einer Extension in der Halswirbelsäule angehoben.

Durch die Schwäche der tiefen Flexoren besteht ein Übergewicht der Extensoren. Dadurch befinden sich die Kopfgelenke in Hyperextensionsstellung. Spannungskopfschmerzen können die Folge sein.

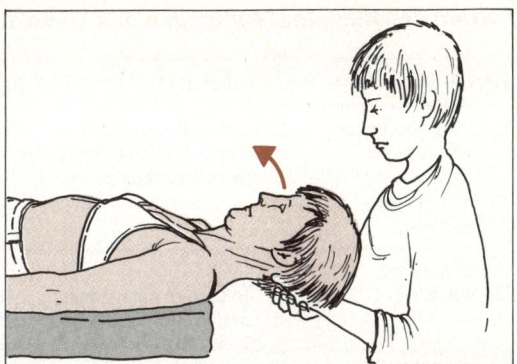

Abb. 40b

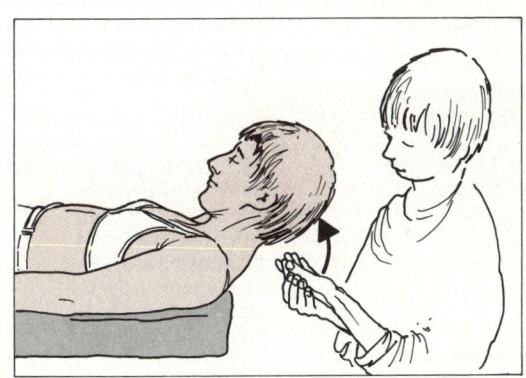

c

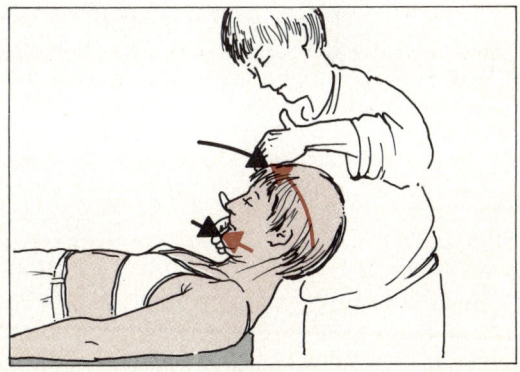

d

Flexion des Rumpfes (Vorbeugen des Rumpfes) (Abb. **41a**)

Muskel		Ursprung	Ansatz
M. rectus abdominis Nn. intercostales (Th5–Th12)	**1**	Außenfläche des 5.–7. Rippenknorpels, Processus xyphoideus	Crista pubica
M. obliquus ext. abdominis Nn. intercostales (Th5–Th12)	**2**	entspringt mit 8 Zacken an den Außenflächen d. 5.–12. Rippe	Labium externum d. Crista iliaca, Aponeurose
M. obliquus int. abdominis Nn. intercostales (Th5–Th12)		Crista iliaca, tiefes Blatt d. Fascia thoracolumbalis, Spina iliaca ant. sup.	untere Ränder d. drei letzten Rippen, medial in die Aponeurose
M. transversus abdominis Nn. intercostales (Th7–Th12, L1)		mit 6 Zacken von der Innenfläche der Knorpel der 7.–12. Rippe, tiefes Blatt der Fascia thoracolumbalis, Labium internum der Crista iliaca, Spina iliaca ant. sup., Leistenband	Aponeurose

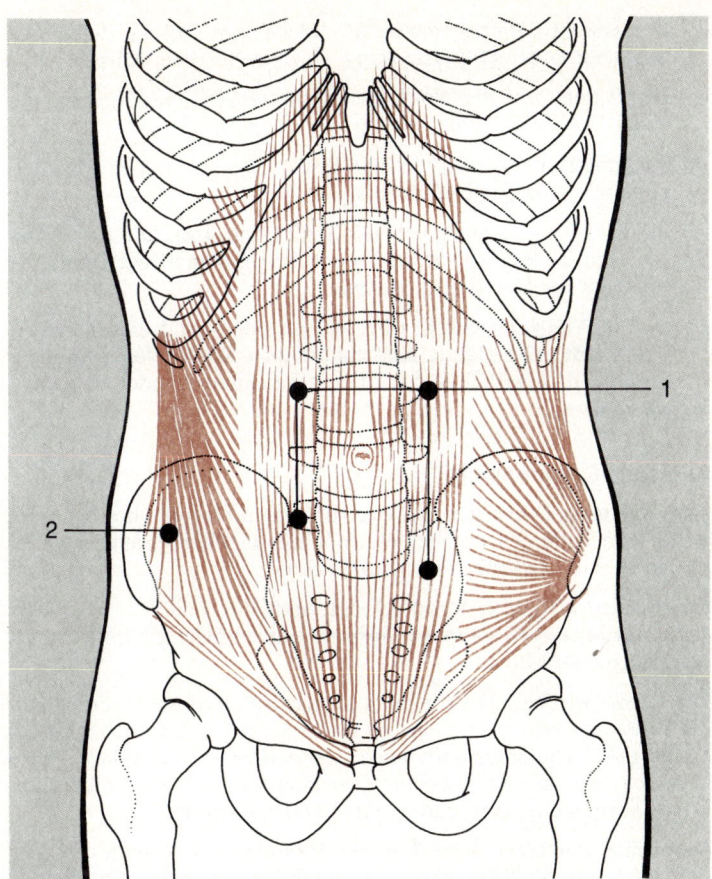

Abb. 41a

1 Die Palpation der Flexoren des Rumpfes erfolgt in der Rückenlage. Die Beine des Patienten sind angestellt.

Durch Husten, Lachen oder Anheben des Kopfes kann eine Anspannung der Bauchmuskulatur ermittelt werden. Bei unterschiedlicher Kraft oder Innervation der Bauchmuskulatur verschiebt sich
der Bauchnabel zum kräftigeren Anteil.

2 Der Patient befindet sich in der Rückenlage und die Beine sind angestellt (Abb. **41b**). Die Arme liegen neben dem Körper.

Der Patient hebt den Kopf, die Arme, die Schulterblätter und die obere Brustwirbelsäule von der Unterlage ab.

3 Ausgangsstellung entsprechend Test 2. Die gesamte Brustwirbelsäule wird von der Unterlage abgehoben.

4 Ausgangsstellung entsprechend Test 2 (Abb. **41c**). Die Arme sind vor dem Thorax verschränkt und die gesamte Brustwirbelsäule wird von der Unterlage abgehoben.

5 6 Die Ausgangsstellung wird wie für den Test 2 eingenommen (Abb. **41d**). Die Hände sind hinter dem Kopf gefaltet und die gesamte Brustwirbelsäule wird vom Patienten von der Unterlage abgehoben.

Klinische Symptomatik

Verkürzungen: Durch den Zug der verkürzten Flexoren des Rumpfes ist es dem Patienten nur bedingt möglich, die Wirbelsäule in ihren physiologischen Schwingungen aufzurichten.

Das Becken wird nach dorsal gekippt, und am Os pubis, der Ansatzstelle des M. rectus adominis, können schmerzhafte Überlastungserscheinungen auftreten.

Die Lendenwirbelsäule kann nicht ausreichend lordosiert werden und die Brustwirbelsäule zeigt eine zu starke Kyphose. Dadurch wird die Stellung des Schultergürtels und der Halswirbelsäule beeinflußt. Diese Abweichungen ziehen wiederum bei längerem Bestehen muskuläre Dysbalancen im Schultergürtel-Hals-Bereich nach sich.

Schwäche: Bei einer Schwäche der Flexoren des Rumpfes ist das Aufsetzen aus der Rückenlage nur durch das Abstützen mit den Armen möglich.

Die Lendenwirbelsäule ist bei dieser Schwäche hyperlordosiert und das Becken gekippt.

Bei nicht oder nur gering innervierter Bauchmuskulatur ist das Atemvolumen vermindert.

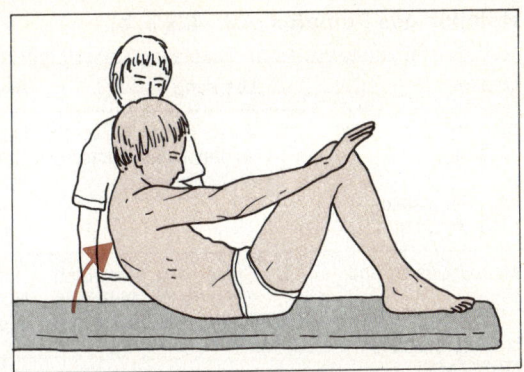

Abb. 41b

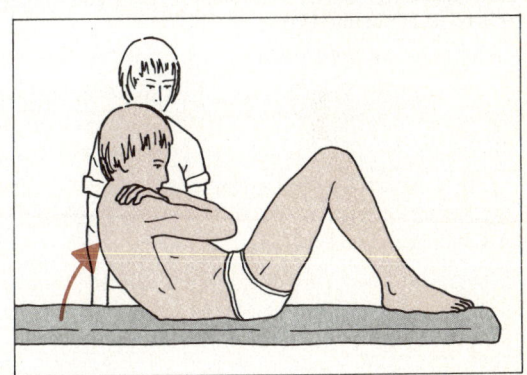

c

d

Rotation des Rumpfes (Abb. **42a** u. **b**)

Muskel		Ursprung	Ansatz
M. obliquus ext. abd. Nn. intercostales (Th5–Th12)	**1**	entspringt mit 8 Zacken an den Außenflächen d. 5.–12. Rippe.	Labium externum d. Crista iliaca, Aponeurose
M. obliquus int. abd. Nn. intercostales (Th5–Th12)	**2**	Crista iliaca, tiefes Blatt d. Fascia thoracolumba- lis, Spina iliaca ant. sup.	Untere Ränder der drei letzten Rippen, med., in die Aponeurose

Die Muskeln, die dem Schrägsystem der Extensoren der Wirbelsäule zugeordnet sind (s. S. 113 und 114).

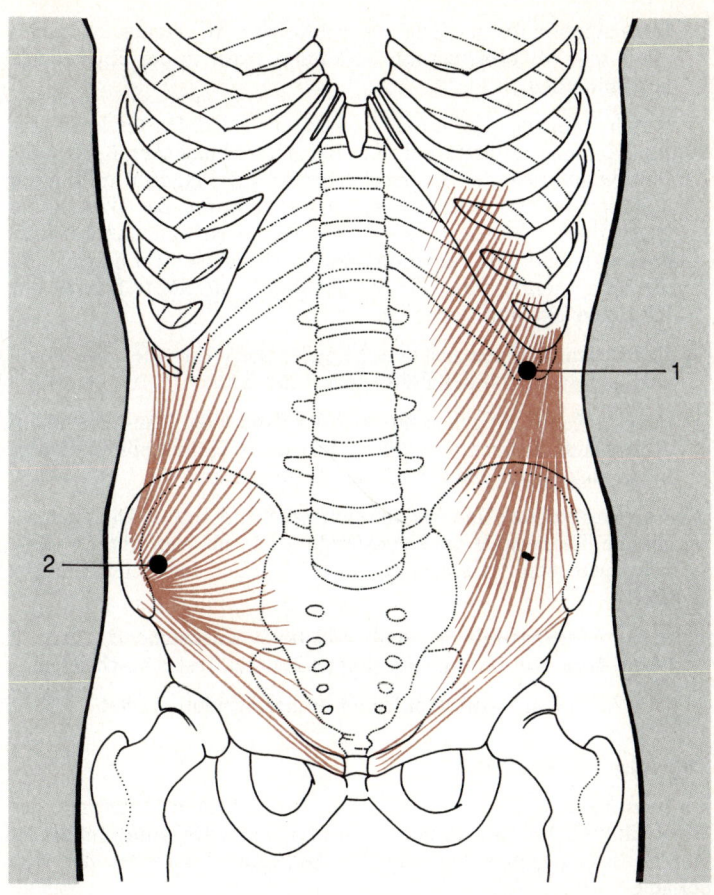

Abb. 42a

1 Die Palpation der schrägen Bauchmuskeln, M. oliquus ext. abdominis und M. obliquus int. abdominis, wird in der Rückenlage vorgenommen.

Durch Anheben des Kopfes, Lachen oder durch Husten kann eine Anspannung gestastet werden. Bei unterschiedlicher Kraft oder Innervation zieht der Bauchnabel bei Anspannung zum kräftigeren Anteil. Die dem Schrägsystem der Extensoren der Wirbelsäule zugeordneten Muskeln wirken, wenn sie einseitig innerviert werden, rotierend. Die Palpation dieser Muskeln ist nicht möglich, da die Mm. rotatores und die Mm. multifidii die tiefste Schicht der Rückenmuskulatur darstellen.

2 Der Patient befindet sich in der Rückenlage (Abb. **42c**). Die Beine sind angestellt und der Prüfer fixiert das Becken.

Bei der Rotation nach rechts legt der Patient die Hand des linken Armes auf die rechte Schulter. Die linke Thoraxseite wird teilweise angehoben und zur rechten Seite gedreht.

3 Ausgangsstellung und Fixation entsprechend Test 2. Die entsprechende Thoraxseite wird vollständig, d. h. bis zum unteren Rippenbogen, von der Unterlage angehoben und zur Gegenseite gedreht.

4 5 6 Ausgangsstellung und Fixation entsprechend Test 2 (Abb. **42c**). Die Bewegung erfolgt wie unter Test 3 beschrieben.

Der Widerstand wird vom Prüfer an der Schulter gesetzt.

Klinische Symptomatik

Verkürzungen: Einseitige Verkürzungen der kurzen Rotatoren der Wirbelsäule (Schrägsystem der Extensoren der Wirbelsäule) führen zu Funktionsstörungen in den einzelnen Bewegungssegmenten der Wirbelsäule.

Sind die schrägen Bauchmuskeln einseitig von einer Verkürzung betroffen, resultiert daraus eine skoliotische Haltung der gesamten Wirbelsäule.

Schwäche: Für das physiologische Gangbild ist die Rotation in den einzelnen Abschnitten der Wirbelsäule von großer Bedeutung. Während der verschiedenen Gangphasen rotieren sie jeweils gegensinnig. Eine Schwäche der Rotatoren des Rumpfes äußert sich daher überwiegend im Gangbild.

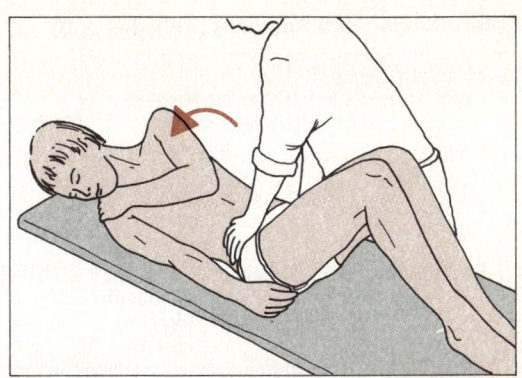

Abb. 42b

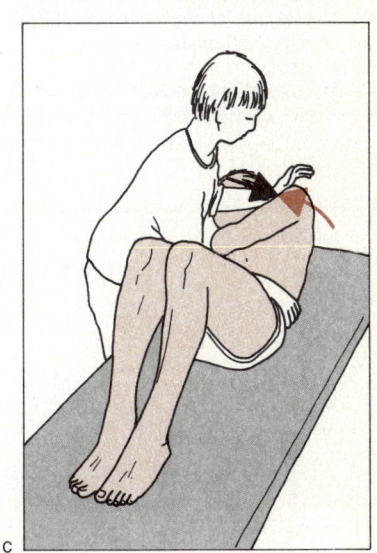

c

Lateralflexion des Rumpfes (Abb. **43a** u. **b**)

I *M. erector spinae* (S. 112)
   Lateraler Trakt/intertransversale Muskeln
           M. iliocostalis lumbalis
                      thoracis
                      cervicis
           M. longissimus thoracis
                      cervicis
                      capitis
   Medialer Trakt/Geradsystem der Extensoren der Wirbelsäule
           Mm. interspinales lumborum
                      thoracis
                      cervicis
           Mm. intertransversarii medialis lumborum
           Mm. intertransversarii posteriores cervices
2 *M. obliquus ext. abdominis* (S. 132)
3 *M. obliquus int. abdominis* (S. 132)
4 *M. rectus abdominis* (S. 128)
5 *M. latissimus dorsi* (S. 172)
6 *M. quadratus lumborum*

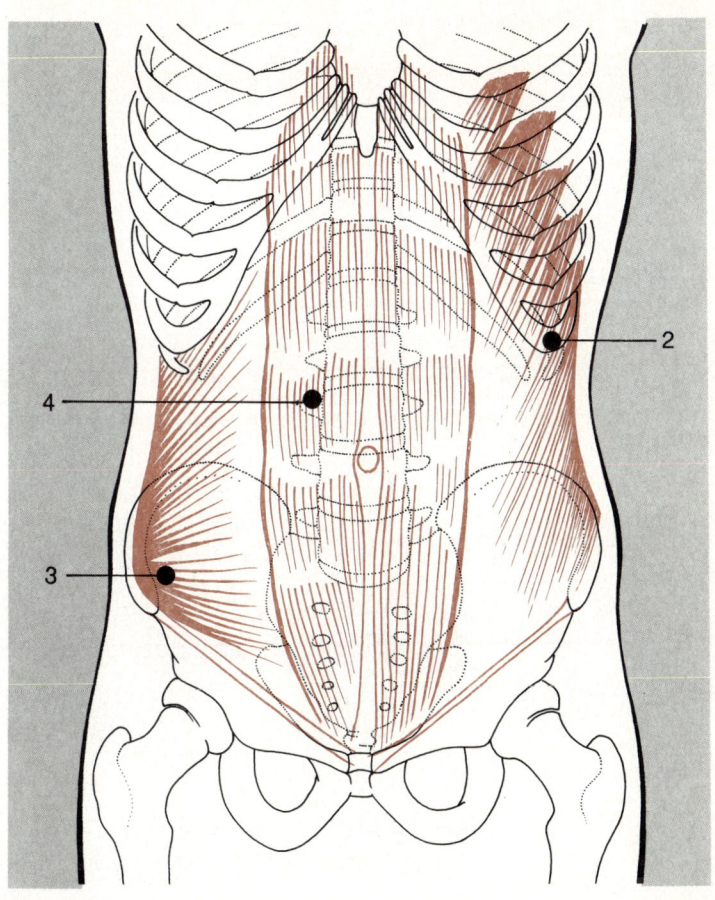

Abb. 43a

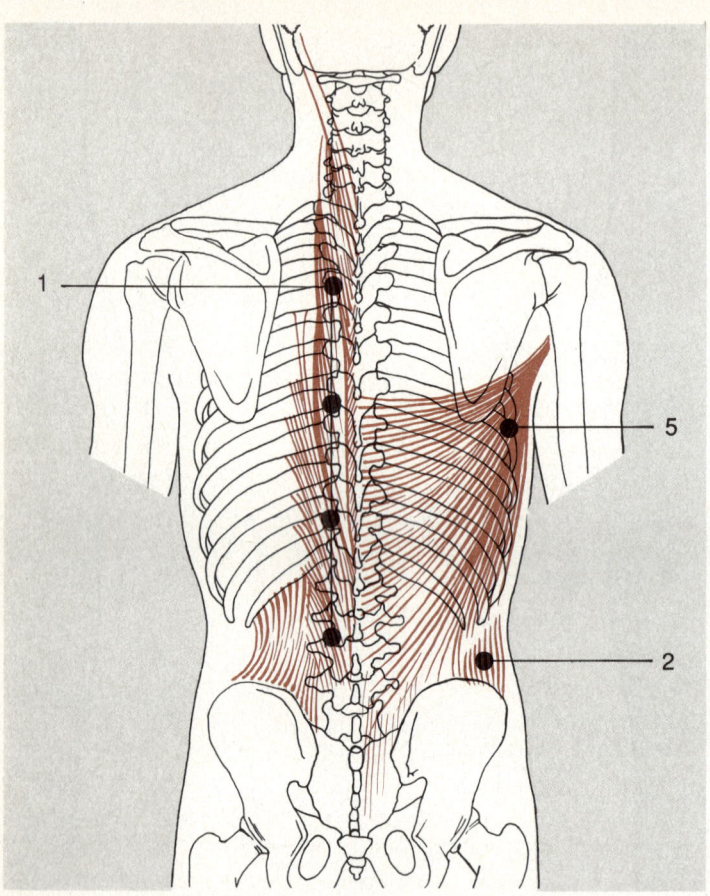

Abb. 43b

1 Die Palpation der beteiligten Muskeln erfolgt in der Seitenlage. Der M. erector spinae wird in seiner Gesamtheit getastet.

Der M. quadratus lumborum ist, da er zu tief liegt und von anderen Muskeln überlagert wird, nicht differenziert zu palpieren.

2 Der Patient befindet sich in Rückenlage. Das Becken wird vom Prüfer fixiert (Abb. 43c). Die Bewegung wird über den Arm eingeleitet, indem der Patient versucht, das gleichseitige Knie mit der Hand zu erreichen.

3 Der Patient liegt auf der Seite. Unter das Becken wird ein Kissen gelegt, um das Bewegungsausmaß zu erweitern (Abb. 43d). Die Beine und das Becken werden vom Prüfer fixiert. Der obere Arm liegt gestreckt auf der Körperseite, der untere Arm ist angewinkelt, und die Hand umfaßt die obenliegende Schulter.

Der Oberkörper wird vom Patienten bis einschließlich der oberen Lendenwirbelsäule angehoben.

4 Ausgangsstellung, Fixation und Bewegungsausmaß entsprechend Test 3 (Abb. 43e).

Die Arme sind bei dieser Prüfung vor dem Brustkorb verschränkt.

5 6 Ausgangsstellung, Fixation und Bewegungsausmaß entsprechend Test 3 (Abb. 43f).

Die Hände werden bei diesem Test hinter dem Kopf gefaltet.

Klinische Symptomatik

Verkürzungen: Einseitige Verkürzungen der Lateralflexoren des Rumpfes führen zu einer eingeschränkten Rotation des Rumpfes der Seitneigung zur Gegenseite und zu einer skoliotischen Haltung der Wirbelsäule.

Es können Funktionsstörungen in den Bewegungssegmenten der Wirbelsäule und der Lenden-Becken-Hüft-Region auftreten.

Schwäche: Durch eine Schwäche der Lateralflexoren des Rumpfes entsteht eine muskulär bedingte Instabilität des Rumpfes und damit verbunden eine skoliotische Haltung.

Die Fähigkeit, im Sitz oder im Stand das Gleichgewicht zu halten, ist herabgesetzt.

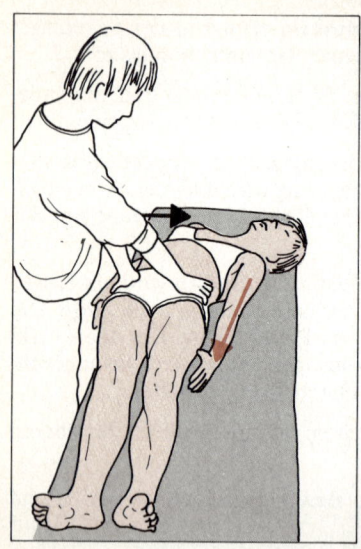

Abb. 43c

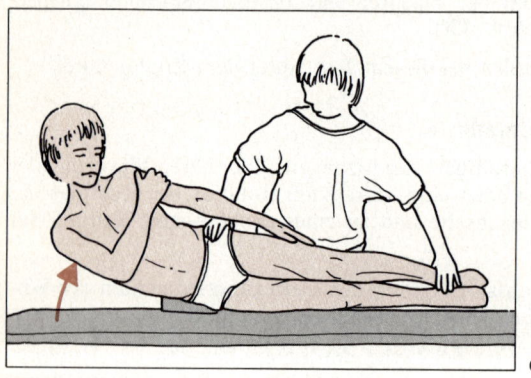

d

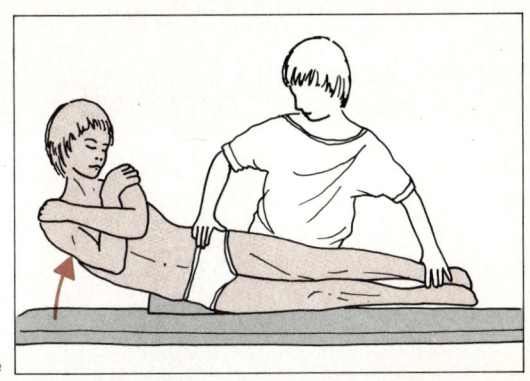

e

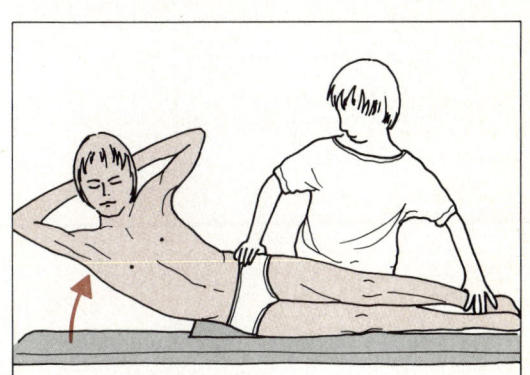

f

Wirbelsäule

Klinische Bilder
Beispiele aus der Praxis

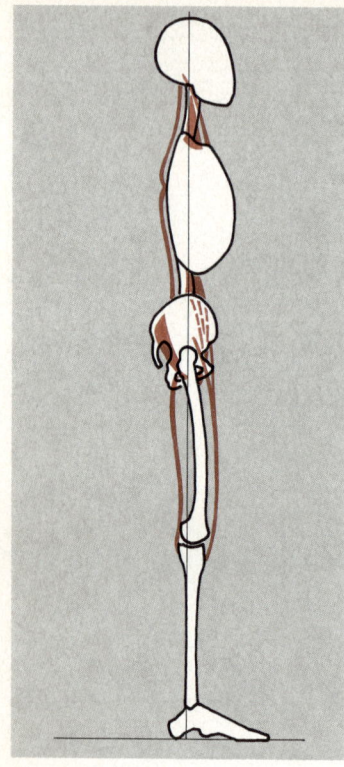

Abb. 44

Muskuläre Dysbalance im Bereich des Rumpfes

Die Form und das Ausmaß der Krümmungen der Wirbelsäule ist von der Stellung des Beckens abhängig. Die Stellung des Beckens wiederum wird von den Extensoren und Flexoren des Hüftgelenkes bestimmt.

Beim aufrecht stehenden Menschen zieht die Drehachse für die Beckenaufrichtung und Beckenkippung durch beide Hüftgelenke. Das Schwerelot des Körpergewichtes trifft genau auf diese Drehachse, und die muskulären Kräfte heben sich gegenseitig auf. Dadurch befindet sich das Becken in einer labilen Gleichgewichtslage. Die Muskulatur und der Bandapparat leisten in dieser physiologischen Stellung des Beckens ein Minimum an Haltearbeit (Abb. **44**).

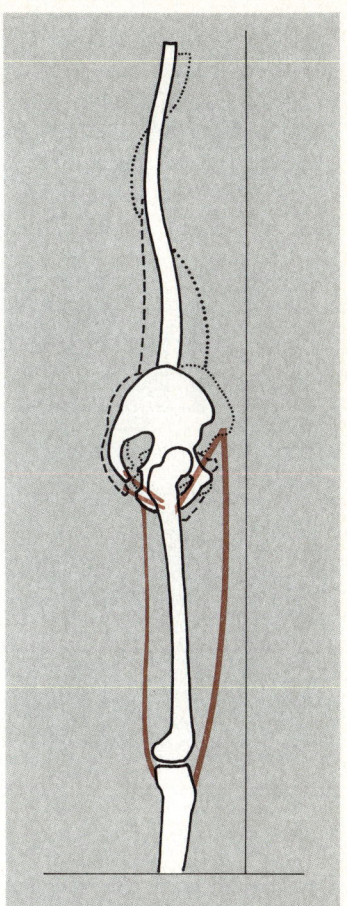

Abb. 45

Bei Veränderung des Schwerelotes vor oder hinter die Drehachse reagiert die Muskulatur sofort mit vermehrter Aktivität. Wird der Oberkörper nach vorn geneigt, entsteht eine Beckenkippung, und die Extensoren des Hüftgelenkes müssen vermehrte Haltearbeit leisten. Bei einer Verlagerung des Oberkörpers nach hinten wird das Becken aufgerichtet und der Tonus in den Flexoren des Hüftgelenkes erhöht sich (Abb. 45).

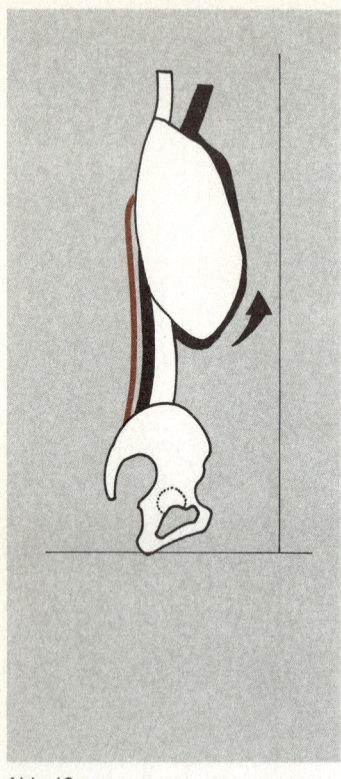 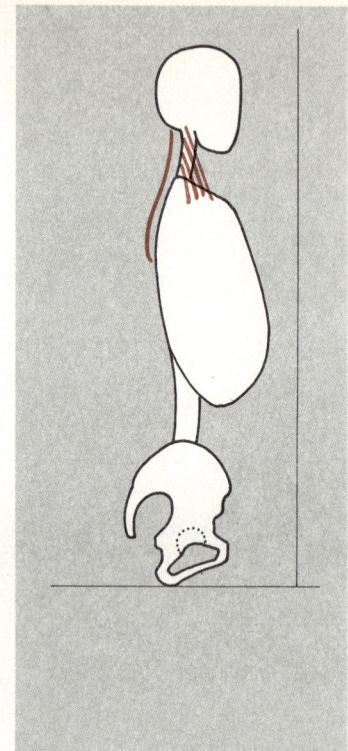

Abb. 46   Abb. 47

Das Becken wird also von den von kaudal angreifenden Muskeln stabilisiert. Die Rumpfmuskulatur besitzt damit eine Basis, die Wirbelsäule zu stabilisieren und zu bewegen.

Durch eine Anspannung des M. erector trunci wird der untere Abschnitt der Wirbelsäule bis in Höhe des 5./6. Brustwirbels lordosiert und damit zugleich der untere Teil des Brustkorbes angehoben (Abb. **46**).

Die Muskeln, die vom Hinterhaupt zum 6. Brustwirbel ziehen, lordosieren diesen genannten Bereich und haben eine hebende Wirkung auf den oberen Anteil des Brustkorbes. Diese Wirkung ist um so stärker, je mehr die ventrale Halsmuskulatur durch Anspannung eine übermäßige Lordosierung der Halswirbelsäule verhindert (Abb. **47**).

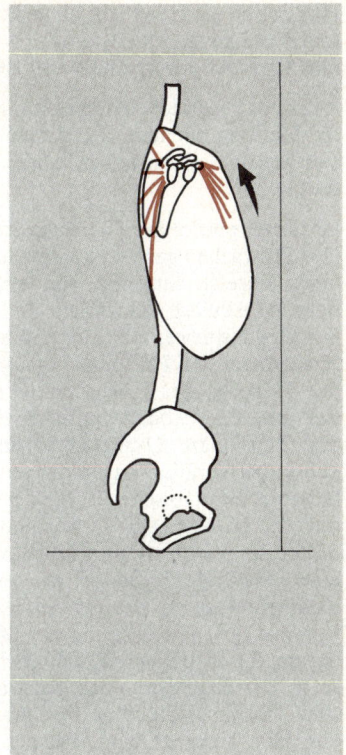

Abb. 48

Die im mittleren Bereich der Brustwirbelsäule schwächer ausgebilde-
ten Extensoren der Wirbelsäule haben nur eine relativ geringe aufrich-
tende Wirkung auf die Wirbelsäule und den Thorax.

Als zusätzliche Thoraxheber wirken die Mm. sternocleidomastoidei.
Die Mm. pectoralis major et minor können ebenfalls als Thoraxheber
eingesetzt werden, wenn der M. trapezius und die Mm. rhomboidei
das Schulterblatt an die Wirbelsäule ziehen und in dieser Stellung
fixieren (Abb. **48**).

Die Position der Halswirbelsäule und das Ausmaß ihrer Krümmung ist
im wesentlichen von der Körperhaltung abhängig. Bei einer aufrechten Haltung ist die Halswirbelsäule fast gestreckt, und das Schwerelot
des Kopfes liegt nahe dem Wirbelkörper. Bei einer kyphotischen

Haltung ist die Halswirbelsäule kompensatorisch in stärkerer Lordose, und das Schwerelot entfernt sich von dem Wirbelkörper nach hinten. Das Gewicht des Kopfes wirkt somit noch stärker lordosierend.

Aus dem beschriebenen physiologischen Ablauf läßt sich ersehen, daß die Haltung ein fein abgestimmtes Zusammenspiel zwischen Agonisten und Antagonisten in bezug auf Kraft und Dehnfähigkeit erfordert.

Ist dieses muskuläre Gleichgewicht durch Kontrakturen oder muskuläre Schwächen gestört, kommt es zu Abweichungen, die nicht isoliert einen Bereich betreffen, sondern meist die gesamte Haltung verändern. Muskuläre Schwächen der Agonisten ziehen oft Kontrakturen der Gegenspieler nach sich. So sieht man häufig eine Schwäche der Extensoren des Hüftgelenkes in Kombination mit einer Kontraktur der Flexoren des Hüftgelenkes. Diese Verkürzung wiederum wirkt sich auf die Wirbelsäule durch eine Verstärkung der Lendenlordose aus. Muskuläre Dysbalancen an den oberen Extremitäten führen ebenso zu Veränderungen der physiologischen Krümmungen der Wirbelsäule. Ein typisches Beispiel ist die Schwäche der Mm. rhomboidei und des M. trapezius in Verbindung mit einer Kontraktur der Mm. pectoralis major et minor. Dies wirkt sich auf die Wirbelsäule durch eine verstärkte Kyphose im Bereich der Brustwirbelsäule und als Kompensation im Bereich der Halswirbelsäule durch eine vermehrte Lordose aus. Die Störung des Muskelgleichgewichtes wird hier wiederum durch die unphysiologische Position der Wirbelsäule fortgesetzt. Die Extensoren der Halswirbelsäule sind verkürzt und die ventrale Halsmuskulatur ist geschwächt. Da die kurzen Nackenstrecker ebenfalls kontrakt sind, besteht in den Kopfgelenken eine Hyperextension.

Obere Extremität

Bewegungstests

Schulterblatt

Aus praktischen Gründen ist es sinnvoll, die Schulterblattbewegungen im Test von den Bewegungen im Schultergelenk zu trennen. Rein funktionell ist dieses natürlich nicht möglich.

Die Bewegungen im Schultergelenk – in allen 6 Freiheitsgraden – sind ohne begleitende und weiterführende Bewegungen des Schulterblattes nicht endgradig und mit voller Kraft durchführbar.

Daher ist es immer wichtig, bei Störungen der Schultergelenkbeweglichkeit, sich Kraft und Bewegungsausmaß der Schulterblattbewegungen anzusehen.

Umgekehrt sind bei Kraftminderungen der Schulterblattbewegungen immer Einschränkungen in der Schultergelenkbeweglichkeit und -kraft zu erwarten.

Kranialbewegung des Schulterblattes (Abb. 49a)

Muskel		Ursprung	Ansatz
M. trapezius pars descendens	**1**	Linea nuchae superior, protuberantia occipitalis externa, Lig. nuchae	lat. Drittel der Clavicula
pars transversa		Dornfortsätze des 7. HW. bis 3. BW., Ligg. supra-spinalia	akromiales Ende der Clavicula, Acromion, Spina scapulae
N. accessorius und R. trapezius (C2–C4)			
M. levator scapulae	**2**	Querfortsätze des 1.–4. HW.	Angulus sup. scapulae
N. dorsalis scapulae (C4–C5)			
Mm. rhomboidei	**3**	Dornfortsätze des 6.+7. HW., Dornfortsätze des 1.–4. BW.	Margo medialis scapulae
N. dorsalis scapulae (C4–C5)			

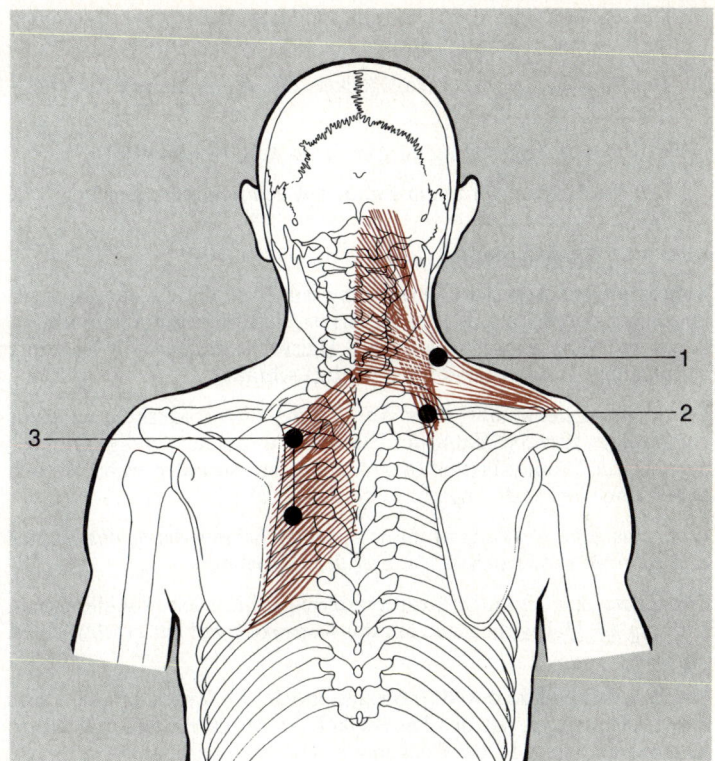

Abb. 49a

1 Die Palpation der Pars descendens des M. trapezius und des M. levator scapulae erfolgt in der Bauchlage.

Die Pars transversus des M. trapezius und die M. rhomboidei sind am günstigsten unter ihrer Hauptfunktion (Dorsomedialbewegung des Schulterblattes) zu palpieren (S. 164).

2 Der Patient befindet sich in der Bauchlage. Die Arme liegen neben dem Körper (Abb. **49b**).

Der Patient zieht die Schultern zum Kopf heran. Die Bewegung wird immer beidseitig geprüft.

3 Der Patient sitzt auf einem Hocker. Die Arme hängen frei neben dem Körper (Abb. **49c**).

4 5 6 Ausgangsstellung entsprechend Test 3 (Abb. **49d**).

Der Widerstand wird vom Prüfer auf den Schultern gegeben.

Klinische Symptomatik

Verkürzungen: Aus einer Verkürzung der Muskeln, die eine Kranial-bewegung des Schulterblattes bewirken, resultiert ein Schulterblatt-hochstand. Die Beweglichkeit der Halswirbelsäule ist in Richtung Seitneigung, Rotation und Flexion eingeschränkt.

Im Schultergelenk führt eine Verkürzung dieser Muskeln zu einer endgradigen Einschränkung der Elevation, da die notwendige Drehbe-wegung des Schulterblattes (der Angulus inf. scapulae wandert nach außen oben) nicht durchgeführt werden kann.

Eine einseitige Verkürzung führt zu einer Schiefhaltung des Kopfes und zu einer skoliotischen Haltung der Wirbelsäule.

Schwäche: Eine einseitige Kraftminderung führt zu einer skoliotischen Haltung der Halswirbelsäule mit der Konvexität auf der geschwächten Seite.

Die Pars descendens des M. trapezius und der M. levator scapulae sind Atemhilfsmuskeln. Ist der Patient auf die Mitarbeit dieser Muskeln angewiesen, wie z. B. bei Rückenmarksläsionen im oberen Halsmark-bereich, verringert sich das Atemvolumen.

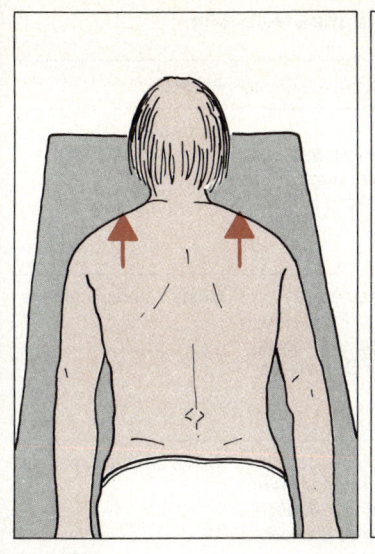

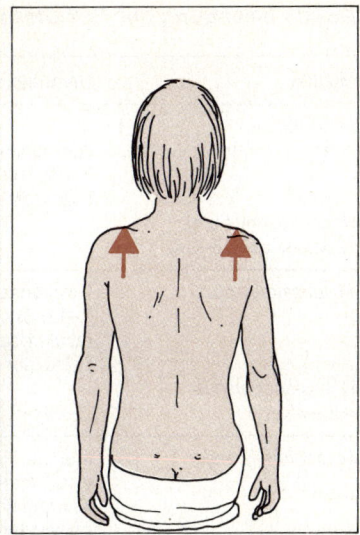

Abb. 49b   c

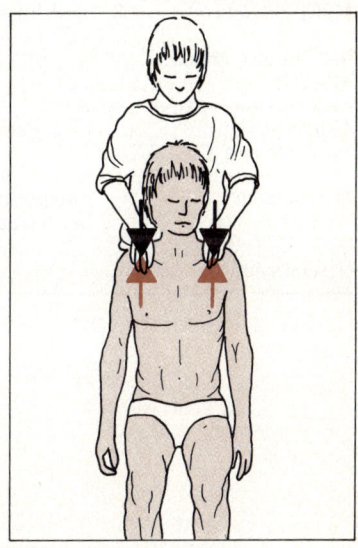

d

Kaudalbewegung des Schulterblattes (Abb. 50a)

Muskel		Ursprung	Ansatz
M. trapezius pars ascendens N. accessorius und R. trapezius (C2–C4)	**1**	Dornfortsätze des 3.–12. BW., Ligg. supraspinalia	Spina scapulae
M. latissimus dorsi N. thoracodorsalis (C6–C8)		Dornfortsätze des 7.–12. BW., Fascia thoracolumbalis, hinteres Drittel der Crista iliaca	Crista tuberculi minoris
M. pectoralis major Nn. pectorales (C5–Th1)		mediale Hälfte der Clavicula membrana sterni, Knorpel der 2.–6. Rippe, vorderes Blatt der Rektusscheide	Crista tuberculi majoris
M. serratus anterior N. thoracicus longus (C5–C7)	**2**	1.–9. Rippe	Margo mediale scapulae
M. pectoralis minor Nn. pectorales (C6–C8)		3.–5. Rippe	Processus coracoideus
M. subclavius N. subclavius (C5–C6)		Knorpelknochengrenze der 1. Rippe	Sulcus musculi subclavii an der Unterfläche der Clavicula

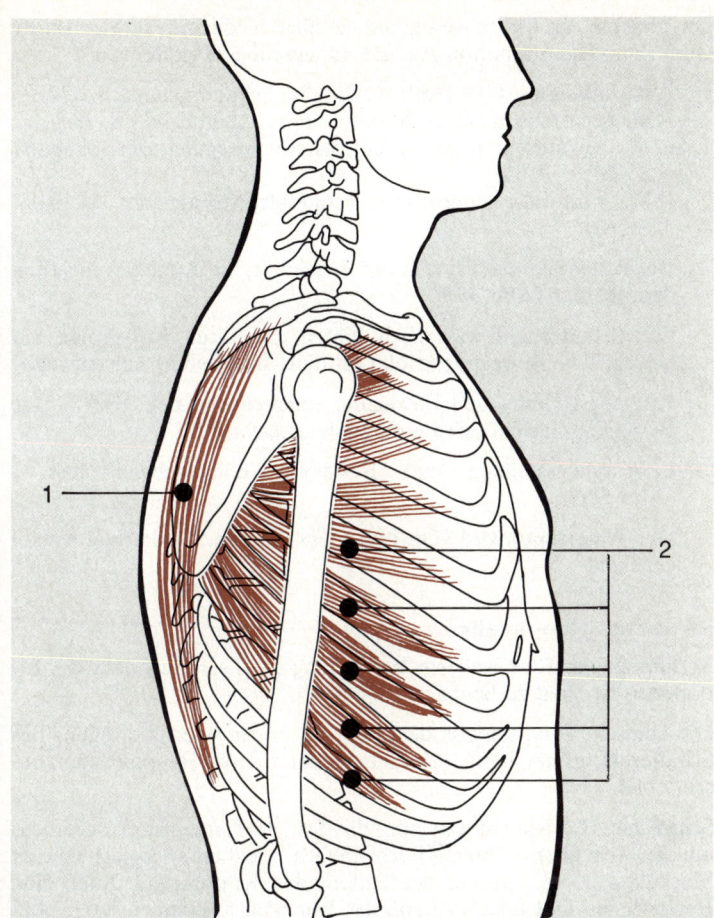

Abb. 50a

1 Die Palpation der Pars ascendens des M. trapezius erfolgt in der Bauchlage. Eine Anspannung ist zwischen dem Angulus inferior scapulae und der Wirbelsäule zu tasten.

Der M. subclavius ist ein schwacher dünner Muskel und ist nur im Trigonum deltoideapectorale zu tasten, da er im weiteren Verlauf vom M. pectoralis major überlagert wird.

Die anderen, an dieser Bewegung beteiligten Muskeln sind günstiger unter ihrer Hauptfunktion auf eine Innervation zu prüfen:

- M. latissimus dorsi (Retroversion im Schultergelenk, S. 172)
- M. pectoralis major (Adduktion im Schultergelenk, S. 180)
- M. serratus anterior (Ventrolateralbewegung der Skapula, S. 160)
- M. pectoralis minor (Ventrolateralbewegung der Skapula, S. 160)

2 Der Patient befindet sich in der Bauchlage, die Arme liegen neben dem Körper (Abb. **50b**).

Das Schulterblatt wird nach hinten unten zur Wirbelsäule hin bewegt. Die Bewegung erfolgt für diese Beurteilung nur teilweise.

3 Ausgangsstellung und Bewegung entsprechend den Test 2. Das Bewegungsausmaß wird vollständig erreicht.

5 6 Ausgangsstellung und Bewegung entsprechend Test 3 (Abb. **50c**).

Der Widerstand wird vom Prüfer am unteren Schulterblattwinkel gegeben.

Klinische Symptomatik

Verkürzungen: Eine isolierte Verkürzung der Pars ascendens des M. trapezius ist nicht zu beobachten.

Die klinische Symptomatik der anderen, an der Kaudalbewegung des Schulterblattes beteiligten Muskeln ist unter deren Hauptfunktion beschrieben.

Schwäche: Die Kaudalbewegung des Schulterblattes ist erforderlich, um den Arm über 70° hinaus hochzuheben. Liegt eine Schwäche dieser Muskeln vor, so versucht der Patient den Kraftmangel durch eine Retroversion und Lateralflexion des Rumpfes zu kompensieren. Außerdem wird der Patient die Schulter hochziehen, um das Bewegungsausmaß zu erweitern.

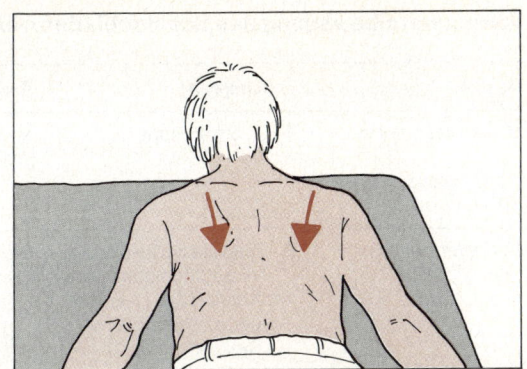

Abb. 50b

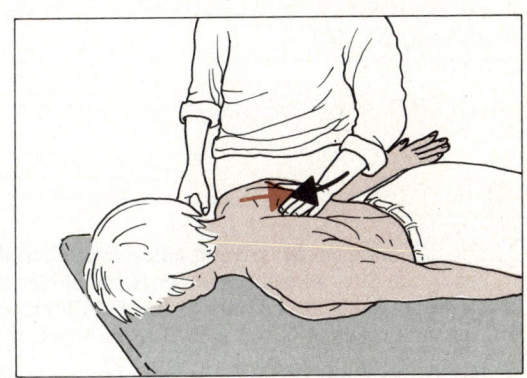

c

Ventrolateralbewegung des Schulterblattes (Abb. 51a u. b)

Muskel		Ursprung	Ansatz
M. serratur anterior N. thoracicus longus (C5–C7)	**1**	1. bis 9. Rippe	Margo medialis scapulae
M. pectoralis major Nn. pectorales (C5–Th1)	**2**	mediale Hälfte der Clavicula, Membrana sterni Knorpel der 2.–6. Rippe, vorderes Blatt der Rektusscheide	Crista tuberculi majoris
M. pectoralis minor Nn. pectorales (C6–C8)	**3**	3.–5. Rippe	Processus coracoideus

1 Die Palpation des M. serratus anterior und des M. pectoralis minor erfolgt im Sitz, an der Kante der Behandlungsbank. Der Arm der zu prüfenden Seite, befindet sich in 90° Elevation und liegt auf der Behandlungsbank (siehe Abb. **51b** für den Test 2).

Die Anspannung des M. serratus anterior ist seitlich an den ersten 9 Rippen ventral der Skapula zu tasten.

Der M. pectoralis minor kann ventral, medial unterhalb des Processus coracoideus palpiert werden.

Die Palpation des M. pectoralis major ist günstiger unter seiner Hauptfunktion (Adduktion des Armes, S. 180) durchzuführen.

2 Der Patient sitzt an der Kante der Behandlungsbank. Der Arm der zu prüfenden Seite, liegt auf der Behandlungsbank in 90° Elevation (Abb. **51c**). Der Prüfer fixiert die gegenüberliegende Schulter und auf der zu testenden Seite den Thorax ventral am unteren Rippenrand. Um den entstehenden Reibungswiderstand zu vermindern, wird ein Tuch zwischen den Arm und die Unterlage gelegt.

Der Patient schiebt den Arm bzw. das Schulterblatt nach vorn. Der Arm bleibt bei der Bewegung in 90° Elevation.

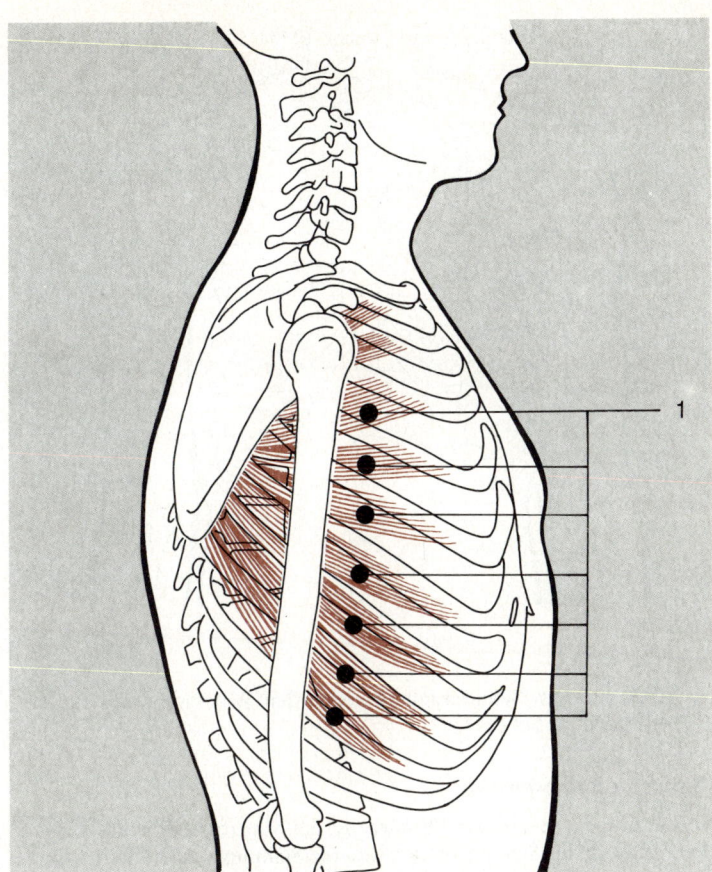

Abb. 51a

☐3 Der Patient liegt auf dem Rücken. Das Schultergelenk befindet sich in 90° Elevation und das Ellenbogengelenk ist flektiert (Abb. **51d**). Der Prüfer fixiert den unteren Brustkorbrand auf der zu prüfenden Seite.

Aus dieser Position schiebt der Patient den Ellenbogen nach oben. Das Schultergelenk bleibt dabei in 90° Elevation.

☐4 ☐5 ☐6 Ausgangsstellung und Fixation entsprechend Test 3. Der Widerstand wird vom Prüfer am Ellenbogen gegeben (Abb. **51e**). Hierbei ist zu beachten, daß der Patient versuchen wird, über eine

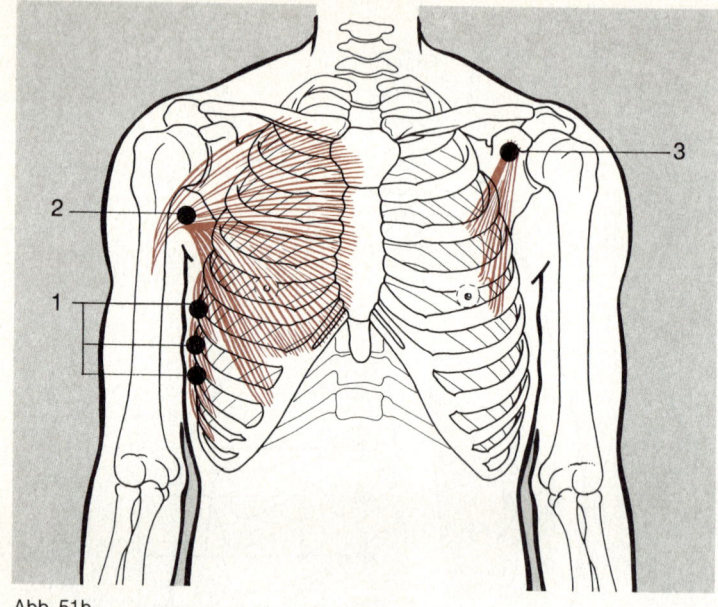

Abb. 51b

Abduktion im Schultergelenk gegen den Widerstand des Prüfers, sich hoch zu hebeln.

Klinische Symptomatik

Verkürzungen: Bei einer Verkürzung der ventrolateralwärts wirkenden Muskeln des Schulterblattes sind die Schultern protrahiert und die Kyphose der Brustwirbelsäule ist verstärkt.

Die Antagonisten, die adduzierend auf das Schulterblatt wirkenden Muskeln, befinden sich in einer ständig gedehnten Position, da Ansatz und Ursprung durch die Lateralisierung der Skapula voneinander entfernt sind. Sie sind in der Regel stark geschwächt.

Im Schultergelenk treten Bewegungseinschränkungen in der Elevation, Abduktion und Außenrotation auf.

Schwäche: Neben der Funktion, das Schulterblatt nach vorn zu bewegen, hat der M. serratus anterior auch die Aufgabe das Schulterblatt an den Thorax zu pressen. Bei einer Schwäche geschieht dies nur unvollständig, und es entsteht das klinische Bild einer Scapula alata (S. 282 u. 283).

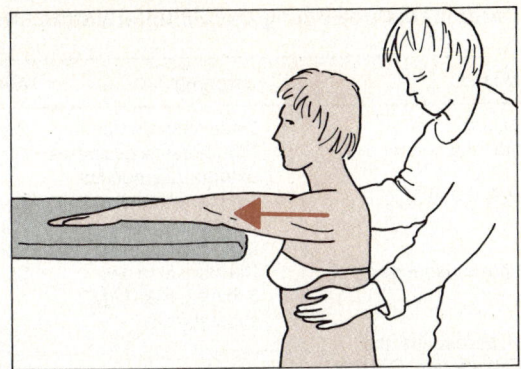

Abb. 51c

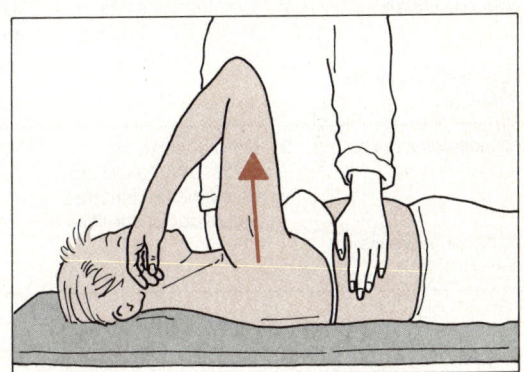

d

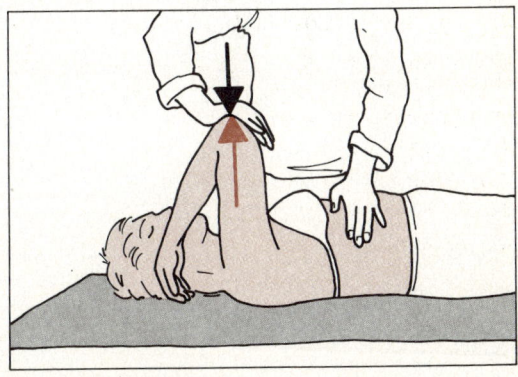

e

Dorsomedialbewegung des Schulterblattes (Abb. 52a)

Muskel		Ursprung	Ansatz
M. trapezius Pars descendens	1	Linea nuchae superior, Protuberantia occipitalis externa, Lig. nuchae	laterales Drittel der Clavicula
Pars transversa		Dornfortsätze des 7. HW. bis 3. BW., Ligg. supraspinalia	akromiales Ende der Clavicula, Acromion, Spina scapulae
Pars ascendens		Dornfortsätze des 3. bis 12. BW., Ligg. supraspinalia	Spina scapulae
N. accesorius und R. trapezius (C2–C4)			
Mm. rhomboidei N. dorsalis scapulae (C4–C5)	2	Dornfortsätze des 6. + 7. HW., sowie des 1.–4. BW.	Margo medialis scapu- lae
M. latissimus dorsi N. thoracodorsalis (C6–C8)	3	Dornfortsätze des 7.–12. BW., Fascia tho- racolumbalis, hinteres Drittel der Crista iliaca	Crista tuberculi minoris

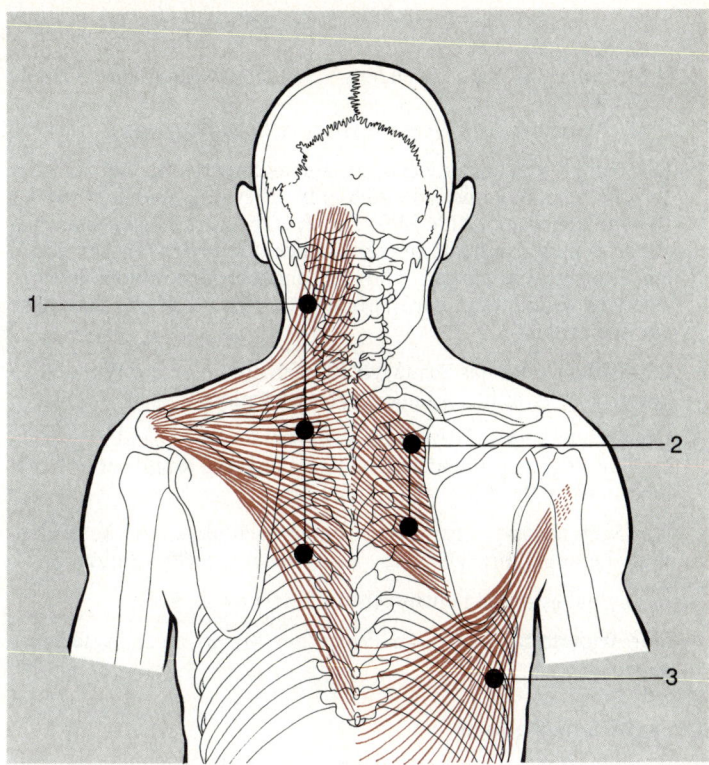

Abb. 52a

1 Die Palpation der Muskeln, die eine dorsomediale Bewegung des Schulterblattes durchführen, erfolgt im Sitz an der Kante der Behandlungsbank. Der Arm der zu prüfenden Seite befindet sich in 90° Elevation und liegt auf der Behandlungsbank (s. Abb. **52b** für den Test 2).

Die Pars transversus des M. trapezius und die Mm. rhomboidei werden zwischen der margo medialis scapulae und der oberen Brustwirbelsäule palpiert.

Folgende Muskeln, die an dieser Bewegung mitwirken, sind günstiger unter ihrer Hauptfunktion zu tasten:

– M. trapezius Pars descendens (Kranialbewegung der Skapula
S. 152)
– M. trapezius Pars ascendens (Kaudalbewegung der Skapula
S. 156)
– M. latissimus dorsi (Retroversion im Schultergelenk S. 172)

2 Der Patient sitzt an der Kante der Behandlungsbank. Der Arm der
zu prüfenden Seite befindet sich in 90° Elevation und liegt auf der
Behandlungsbank (Abb. 52b). Der Prüfer fixiert die gegenüberliegende Schulter und auf der zu testenden Seite den Thorax dorsal
am unteren Rippenrand. Um den entstehenden Reibungswiderstand zu vermindern, wird zwischen den Arm und die Unterlage
ein Tuch gelegt.

Der Patient zieht das Schulterblatt nach hinten an die Wirbelsäule
heran. Der Arm bleibt dabei in 90° Elevation.

3 Der Patient liegt auf dem Bauch am Rande der Behandlungsbank.
Der Arm der zu prüfenden Seite hängt über die Kante der Behandlungsbank in 90° Elevation (Abb. 52c).

Das Schulterblatt wird vom Patienten nach hinten an die Wirbelsäule herangeführt. Der Arm bleibt dabei in 90° Elevation.

5 6 Ausgangsstellung entsprechend Test 3 (Abb. 52d).

Der Widerstand wird vom Prüfer am Margo medialis scapulae
gegeben.

Klinische Symptomatik

Verkürzungen: Verkürzungen der Muskeln, die eine dorsomediale
Bewegung des Schulterblattes durchführen, treten sehr selten auf.

Schwäche: Durch eine Schwäche dieser Muskeln sind die Schultern
protrahiert, und nicht selten ist eine Verstärkung der Kyphose in der
Brustwirbelsäule zu beobachten.

Bei der Elevation des Armes weicht der mediale Schulterblattrand von
der Thoraxwand ab, da das Schulterblatt nicht am Thorax fixiert
werden kann. Je nach Schwächegrad verstärkt sich diese Symptomatik, z. B. beim Heben von Gegenständen. Als Folge resultieren daraus
Überlastungserscheinungen an allen Gelenken des Schultergürtels.

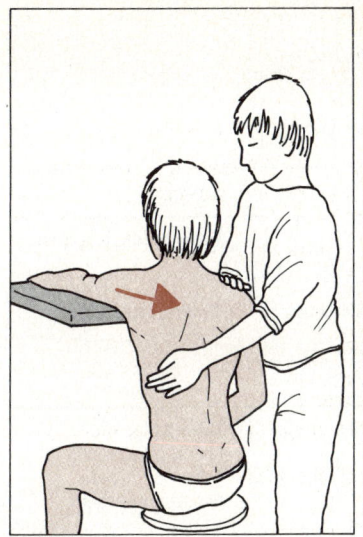

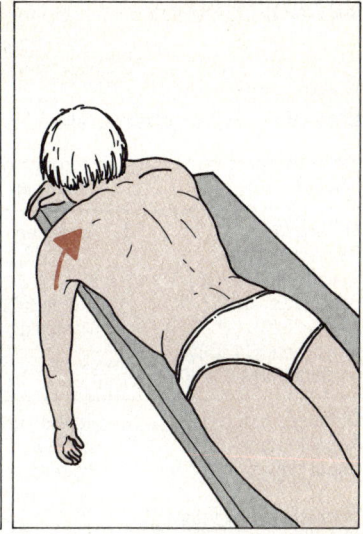

Abb. 52b   c

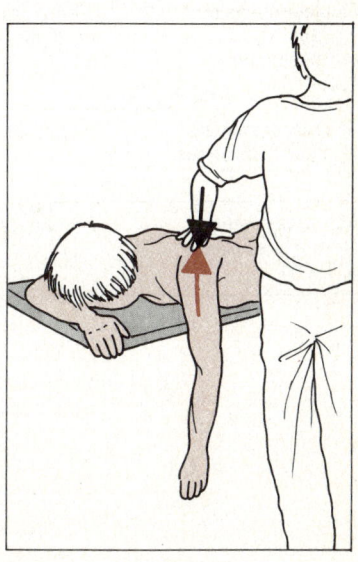

d

Schultergelenk

Elevation im Schultergelenk (Abb. 53a)

Muskel		Ursprung	Ansatz
M. deltoideus Pars acromialis N. axillaris (C4–C6)	1	Acromion	Tuberositas deltoidea
Pars clavicularis N. axillaris (C4–C6) Rr. pectorales (C4–C6)		laterales Drittel der Clavicula	Tuberositas deltoidea
M. biceps bracchii Caput longum	2	Tuberculum supragle-noidale	Tuberositas radii, Fascia antebrachii
Caput brevis N. musculocutaneus (C5–C6)		Processus coracoideus	Tuberositas radii, Fascia antebrachii
M. pectoralis major Pars clavicularis	3	mediales Drittel der Clavicula	Crista tuberculi majoris
Pars sternocostalis Nn. pectorales (C5–Th1)		Membrana sterni, Knor-pel der 2.–6. Rippe	Crista tuberculi majoris
M. coracobrachialis N. musculocutaneus (C6–C8)		Processus coracoideus	med. Fläche des Humerus
M. supraspinatus N. suprascapularis (C4–C6)		Fossa supraspinata	obere Facette des Tuberculum majoris

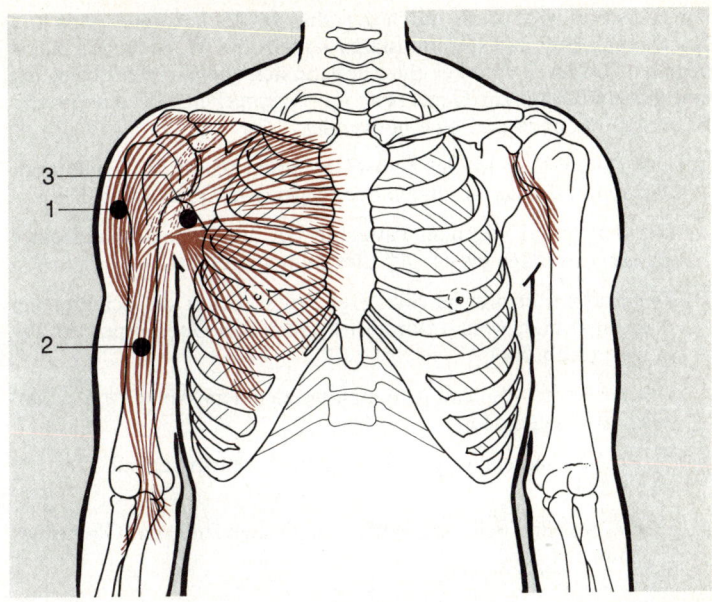

Abb. 53a

[1] Die Palpation der Muskeln, die bei der Elevation im Schultergelenk mitwirken, erfolgt im Sitzen.

Der M. supraspinatus wird von der Pars descendens des M. trapezius überlagert und seine Anspannung ist sehr schwer zu tasten.

Der M. coracobrachialis und die kurze Sehne des M. biceps brachii
können nicht differenziert palpiert werden.

Folgende Muskeln, die an dieser Bewegung beteiligt sind, können
bei fraglicher Innervation günstiger unter ihrer Hauptfunktion geprüft werden:

M. biceps brachii (Flexion im Ellenbogengelenk, S. 196)
M. pectoralis major (Adduktion im Schultergelenk, S. 180)

Synergismus: Ab ca. 40° sind für die Elevation im Schultergelenk die
Pars descendens und ascendens des M. trapezius und der M. serratus
anterior synergistisch arbeitende Muskeln. Sie bewirken eine Rotation
der Skapula um 60°. Der Angulus inf. scapulae wandert nach vorn
oben.

Die Elevation wird passiv durch den Zug des M. latissimus dorsi und des abdominalen und sternokostalen Anteils des M. pectoralis major begrenzt. Dadurch wird bei einer unilateralen endgradigen Bewegung eine Lateralflexion zur Gegenseite mit entsprechender Rotation und Extension in der Wirbelsäule notwendig.

2 Der Patient liegt auf der Seite. Der Prüfer fixiert die Schulter am Akromion des zu prüfenden obenliegenden Armes (Abb. 53b).

Der Arm wird von dem Patienten bei der Bewegung auf einer glatten Unterlage bis ca. 90° Elevation vorgeführt.

3 Die Prüfung erfolgt im Sitz. Der Prüfer fixiert die Schulter am Akromion und, wenn erforderlich, auch den Oberkörper des Patienten (Abb. 53c).

Der Arm wird von dem Patienten bis zu einem Winkel von ca. 90° nach vorn angehoben.

4 5 6 Ausgangsstellung und Fixation entsprechend Test 3 (Abb. 53d).

Der Widerstand wird vom Prüfer am distalen Ende des Oberarmes gegeben.

Klinische Symptomatik

Verkürzungen: Der M. pectoralis major, der M. biceps brachii und der M. coracobrachialis sind häufig von einer Verkürzung betroffen.

Die Schulter ist dabei protrahiert und es treten Bewegungseinschränkungen in der Abduktion, Retroversion und Außenrotation des Schultergelenkes auf.

Begleitend zu dieser Kontraktur sind die Schwächen der Adduktoren des Schulterblattes und der Außenrotatoren des Schultergelenkes besonders auffällig.

Schwäche: Der Patient versucht eine Schwäche dieser Muskeln durch das Hochziehen der Schulterhöhe, durch eine Rückverlagerung des Oberkörpers (Verstärkung der Lordose der Lendenwirbelsäule) und durch eine vermehrte Lateralflexion (Konvexität auf der betroffenen Seite) des Rumpfes auszugleichen. Er bewirkt über diese Kompensationsmechanismen ein scheinbar größeres Bewegungsausmaß.

Ist der M. deltoideus und der M. supraspinatus paretisch, sieht man neben der Abflachung des Schulterreliefs häufig eine Subluxationsstellung des Oberarmkopfes mit einer charakteristischen „Delle" unterhalb des Akromions.

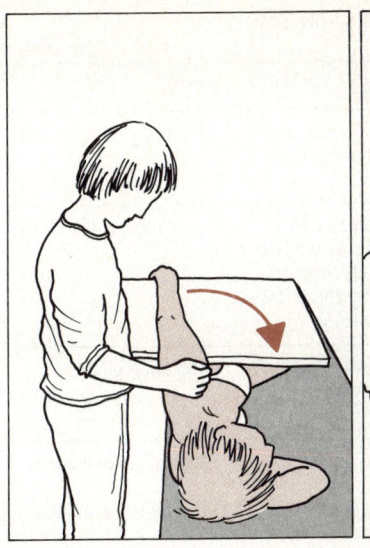 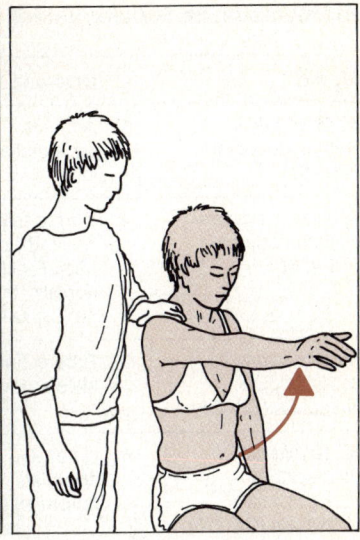

Abb. 53b   c

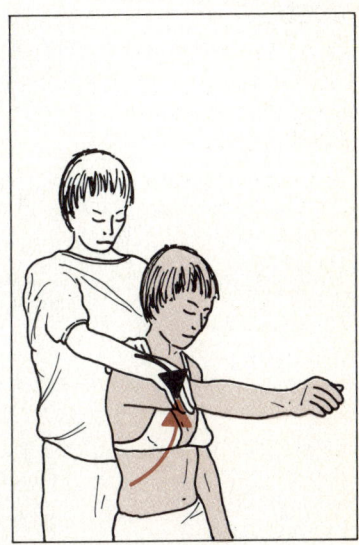

d

Retroversion im Schultergelenk (Abb. 54a)

Muskel		Ursprung	Ansatz
M. teres major N. thoracodorsalis (C6–C7)	1	Angulus inferior et margo lateralis scapulae	Crista tuberculi minoris
M. latissimus dorsi N. thoracodorsalis (C6–C8)	2	Dornfortsätze des 7.–12. Brustwirbelkörpers, Fascia thoracodorsalis, hinteres Drittel der Crista iliaca	Crista tuberculi minoris
M. triceps brachii caput longum N. radialis (C6–C8)	3	Tuberculum infraglenoidale scapulae	Olecranon ulnae
M. deltoideus Pars spinalis Pars acromialis N. axillaris (C4–C6)	4	Unterrand der Spina scapulae Acromion scapulae	Tuberositas deltoidea Tuberositas deltoidea
M. teres minor N. axillaris (C5–C6)		Margo lat. scapulae	untere Facette des Tuberculum majus

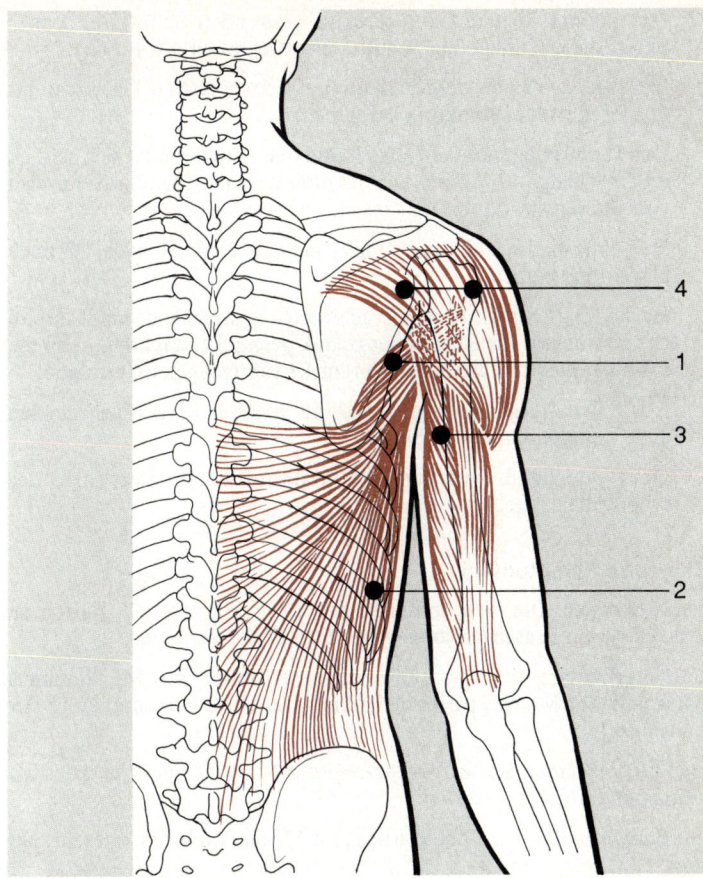

Abb. 54a

1 Die Palpation der Muskeln, die eine Retroversion im Schultergelenk bewirken, wird im Sitzen durchgeführt.
Bei fraglicher Innervation kann der M. triceps brachii günstiger
unter seiner Hauptfunktion (Extension im Ellenbogengelenk) geprüft werden (S. 192).
Synergismus: Für die Retroversion im Schultergelenk sind die
Mm. rhomboidei und die Pars transversa des M. trapezius synergistisch arbeitende Muskeln. Sie bewirken eine dorsomediale Bewegung und Fixation des Schulterblattes. Diese Funktion wird benötigt, um den angreifenden Muskeln eine Basis für die geforderte
Bewegung zu schaffen.

2 Der Patient liegt auf der nicht zu prüfenden Seite. Der Prüfer fixiert die obenliegende Schulter am Akromion (Abb. **54b**).

Der Arm wird von dem Patienten auf einer glatten Unterlage bis ca. 45° Retroversion zurückgeführt.

3 Der Patient liegt auf dem Bauch und der Arm befindet sich seitlich im Überhang (Abb. **54c**). Die Schulter der zu prüfenden Seite wird vom Prüfer am Akromion fixiert.

Der Arm wird vom Patienten bis zu einem Winkel von ca. 45° nach hinten angehoben.

Ist die Kraft des M. triceps brachii nicht ausreichend, um während der Bewegung das Ellenbogengelenk gestreckt zu halten, kann die Prüfung auch mit einer Flexion im Ellenbogengelenk erfolgen.

4 5 6 Die Ausgangsstellung und die Fixation werden wie für den Test 3 eingenommen (Abb. **54d**).

Der Widerstand wird vom Prüfer dorsal am distalen Ende des Oberarmes gegeben.

Klinische Symptomatik

Verkürzungen: Die Verkürzungen der einzelnen Muskeln führen zu verschiedenen Einschränkungen der Schulterbewegungen.

Eine Verkürzung der Mm. teres major et minor, des M. latissimus dorsi und des M. triceps brachii führen zu einer Einschränkung der *Elevation*.

Die *Außenrotation* ist bei Verkürzung des M. teres major und des M. latissimus dorsi eingeschränkt.

Die *Innenrotation* wird bei kontraktem M. teres minor eingeschränkt sein.

Bei endgradiger Elevation, kombiniert mit einer Flexion im Ellenbogengelenk, werden besonders Verkürzungen des M. triceps brachii deutlich.

All diese Kontrakturen führen zu Störungen des physiologischen Bewegungsablaufes des Schulterblattes während der Armbewegungen und somit zu einem gestörten Synergismus. Überlastungserscheinungen anderer Muskeln, die im Schultergelenk bewegen oder stabilisieren, können die Folge sein.

Schwäche: Eine Schwäche der Muskeln, die eine Retroversion im Schultergelenk bewirken, äußert sich erst bei extremen Belastungen, wie z. B. beim Hochstützen auf beiden Armen oder bei Klimmzügen.

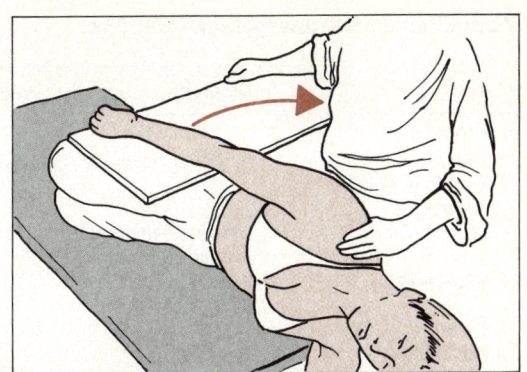

Abb. 54b

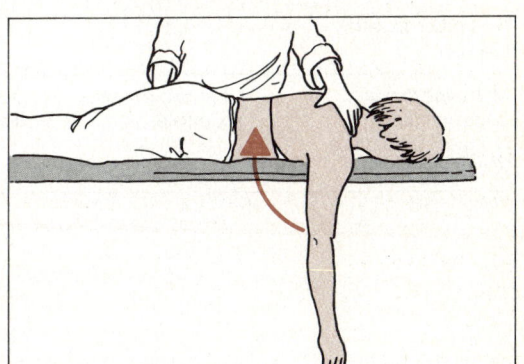

c

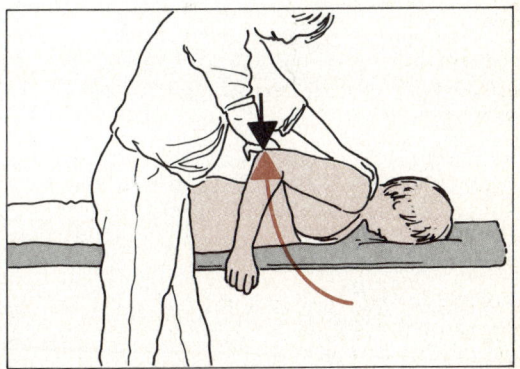

d

Abduktion im Schultergelenk (Abb. 55a)

Muskel		Ursprung	Ansatz
M. deltoideus Pars acromialis N. axillaris (C4–C6) Pars spinata	**1**	Acromion scapulae	Tuberositas deltoidea
N. axillaris (C4–C6)		Unterrand der Spina scapulae	Tuberositas deltoidea
Pars clavicularis N. axillaris (C4–C6) Rr. pectorales (C4–C6)		laterales Drittel der Clavicula	Tuberositas deltoidea
M. supraspinatus N. suprascapularis (C4–C6)	**2**	Fossa supraspinata	obere Facette des Tuberculum major
M. biceps brachii Caput longum N. musculocutaneus (C5–C8)		Tuberculum supra-glenoidale	Tuberositas radii, Facies antebrachii

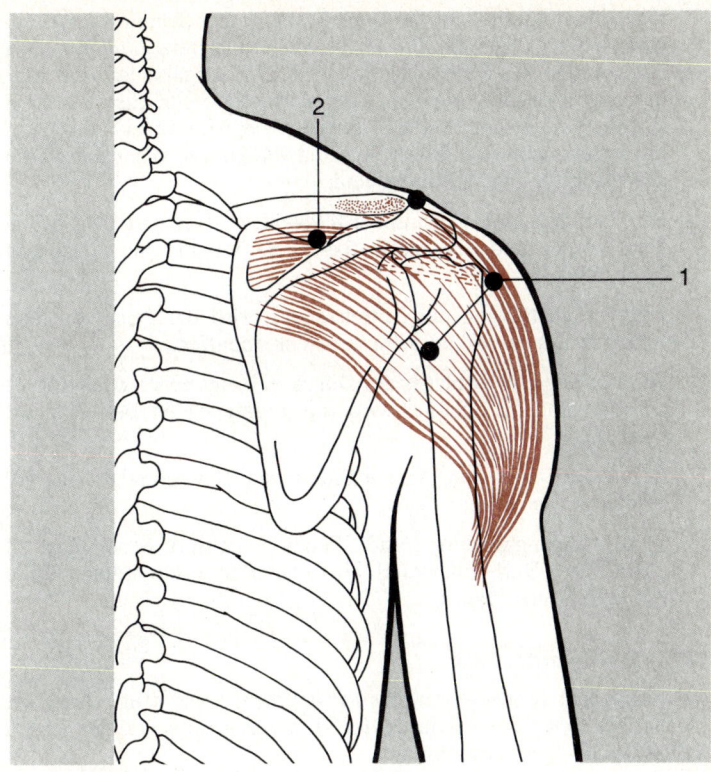

Abb. 55a

1 Die Palpation der Abduktoren des Schultergelenkes wird in der Rückenlage vorgenommen.

Der M. supraspinatus liegt unter der Pars descendens des M. trapezius und ist schwierig zu palpieren.

Der M. biceps brachii ist bei fraglicher Innervation günstiger unter seiner Hauptfunktion (Flexion im Ellenbogengelenk) zu tasten (S. 196).

Synergismus: Die reine Abduktion im Glenohumeralgelenk würde bis zum Anstoßen des Tuberculum majus an den Oberrand der Pfanne nahezu 90° betragen. Die Prüfung erfolgt bis zu diesem Bewegungsausmaß.

Die Mitbewegung bzw. die Begleitrotation des Schulterblattes beginnt jedoch schon ab 40°. Ab 90° findet die Bewegung nur noch als Rotation des Schulterblattes statt. Der Angulus inferior wandert dabei nach vorn oben. Die hierfür erforderlichen Muskeln sind die Pars descendens und ascendens des M. trapezius sowie der M. serratus anterior. Diese Muskeln wirken also synergistisch bei der Abduktion im Schultergelenk.

[2] Der Patient befindet sich in der Rückenlage. Der Arm liegt neben dem Körper und der Prüfer fixiert die Schulter am Akromion (Abb. 55b).

Unter Beibehaltung der Mittelstellung wird der Arm von dem Patienten bis ca. 90° im Schultergelenk abduziert.

[3] Die Prüfung erfolgt im Sitzen. Der Arm hängt neben dem Körper herunter und die Schulter wird vom Prüfer am Akromion fixiert (Abb. 55c).

Der Patient hält den Arm während der Bewegung bis ca. 90° Abduktion in Mittelstellung.

[4] [5] [6] Ausgangsstellung und Fixation entsprechend Test 3 (Abb. 55d). Der Widerstand wird vom Prüfer am distalen Ende des Oberarmes gegeben.

Klinische Symptomatik

Verkürzungen: Kontrakturen des M. deltoideus sind sehr selten, um so häufiger treten Kontrakturen des M. supraspinatus und der langen Sehne des M. biceps brachii auf.

Es sind Bewegungseinschränkungen in der Retroversion, Adduktion und Außenrotation des Schultergelenkes zu beobachten.

Schwäche: Optisch auffallend ist, bei einer Schwäche der Abduktoren des Schultergelenkes, die Abflachung des Schulterreliefs und die typische „Delle" unterhalb des Akromions bei einer Subluxationsstellung des Oberarmkopfes.

Der Patient versucht die Schwäche durch Hochziehen der Schulterhöhe und durch Lateralflexion (Konvexität auf der betroffenen Seite) des Rumpfes, zu kompensieren. Er erreicht auf diese Weise ein scheinbar größeres Bewegungsausmaß.

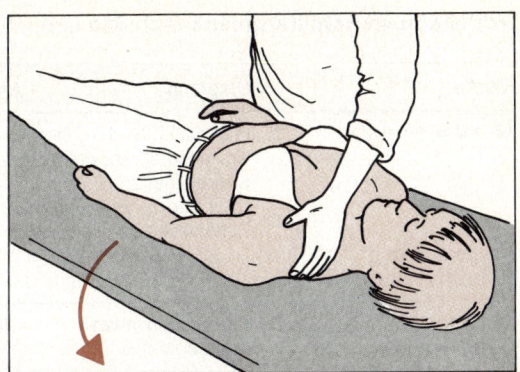

Abb. 55b

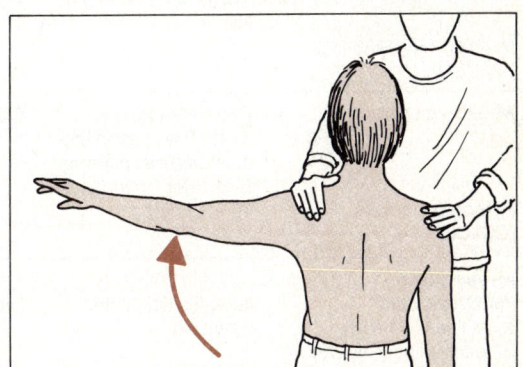

c

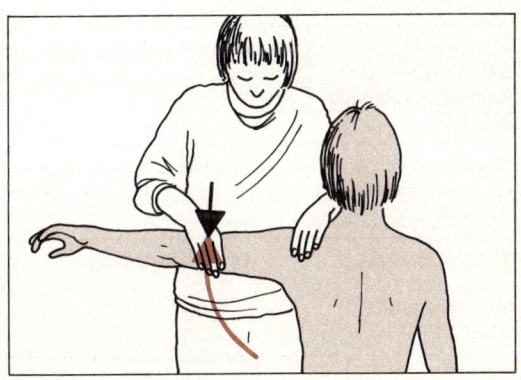

d

Adduktion im Schultergelenk (Abb. **56a** u. **b**)

Muskel		Ursprung	Ansatz
M. pectoralis major	**1**	mediale Hälfte der Clavicula Membrana sterni, Knorpel der 2.–6. Rippe, vorderes Blatt der Rektusscheide	Crista tuberculi majoris
Nn. pectorales (C5–Th1)			
M. triceps Caput longum N. radialis (C6–C8)	**2**	Tuberculum infraglenoidale	Olecranon
M. teres major N. thoracodorsalis (C6–C7)	**3**	Margo lateralis scapulae	Crista tuberculi minoris
M. latissimus dorsi N. thoracodorsalis (C6–C8)	**4**	Dornfortsätze des 7.–12. BW., Fascia thoracolumbalis, hinteres Drittel der Crista iliaca 10.–12. Rippe	Crista tuberculi minoris
M. deltoideus Pars clavicularis N. axillaris (C4–C6) Rr. pectorales (C4–C5)		laterales Drittel der Clavicula	Tuberositas deltoidea
Pars spinalis N. axillaris (C4–C6)		Unterrand der Spina scapulae	Tuberositas deltoidea
M. biceps brachii Caput breve N. musculocutaneus (C5–C6)		Processus coracoideus	Tuberositas radii, Fascia antebrachii
M. coracobrachialis N. musculocutaneus (C5–C6)		Processus coracoideus	mediale Fläche des Humerus
M. subscapularis N. subscapularis (C5–C8)		Fossa subscapularis	Tuberculum minus, Crista tuberculi minoris

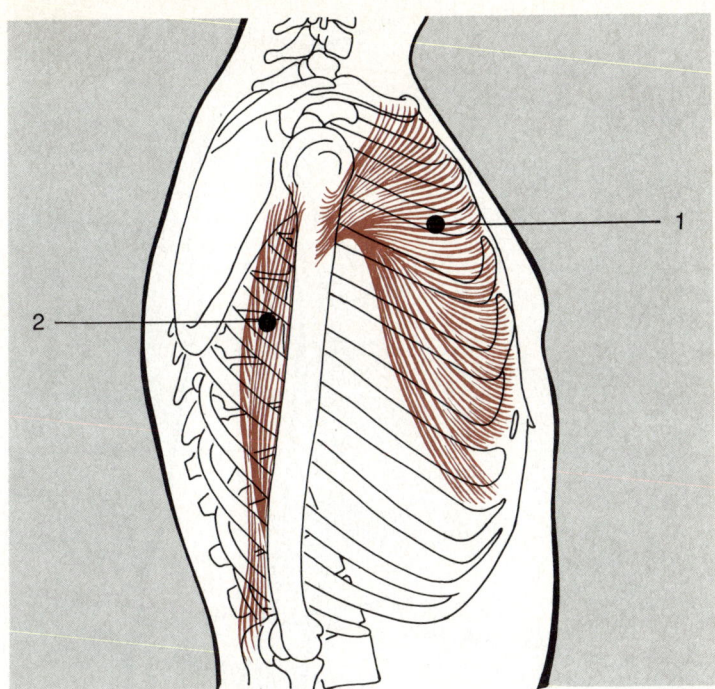

Abb. 56a

1 Die Palpation, der adduzierend auf das Schultergelenk wirkenden Muskeln, wird im Sitzen durchgeführt.
Folgende Muskeln sind bei fraglicher Innervation günstiger unter ihrer Hauptfunktion auf eine Anspannung zu prüfen:
M. biceps brachii (Flexion im Ellenbogengelenk, S. 196),
M. coracobrachialis (Elevation im Schultergelenk, S. 168),
Pars clavicularis m. deltoideus (Elev. im Schultergelenk, S. 168),
Pars spinalis m. deltoideus (Retrover. im Schultergelenk, S. 172).

Synergismus: Den angreifenden Muskeln vom Oberarm (M. teres major, M. teres minor, spinaler Anteil des M. deltoideus) dient das Schulterblatt als Fixpunkt, um adduzierend auf das Schultergelenk wirken zu können.
Die synergistisch wirkenden Muskeln (Mm. rhomboidei und die Pars transversa des M. trapezius) fixieren die Skapula am Thorax.

2 Der Patient befindet sich in der Rückenlage. Der Arm ist im Schultergelenk 90° abduziert und wird von dem Patienten vollstän-

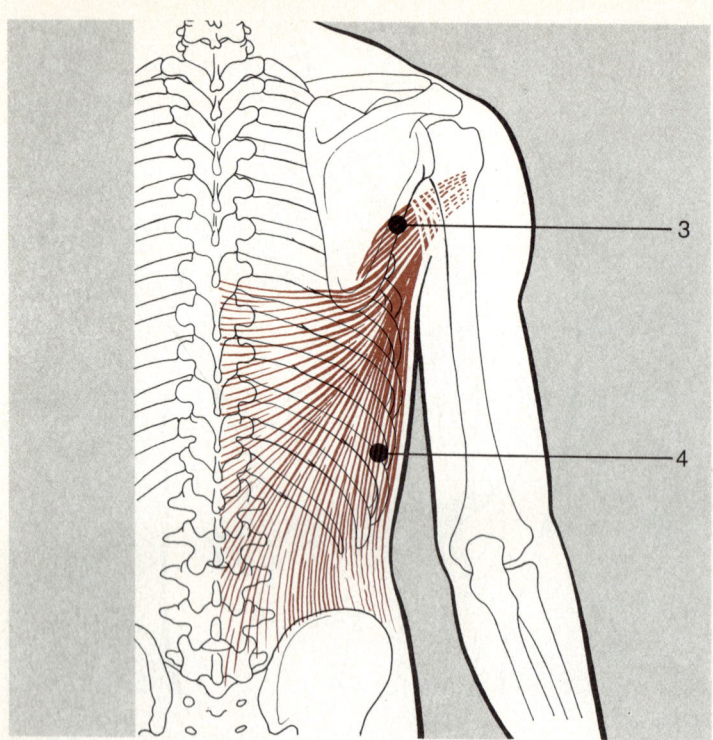

Abb. 56b

dig an den Körper herangeführt (Abb. **56c**). Um den Reibungswiderstand während der Bewegung zu vermindern, wird ein Tuch zwischen Arm und Unterlage gelegt.

3 Es ist nicht möglich, diese Bewegung gegen die Schwerkraft zu testen. Ausgangsstellung daher wie für Test 2. Die fehlende Schwerkraft wird durch einen angemessenen Widerstand des Prüfers, distal an der Innenseite des Oberarmes, ersetzt.

4 5 6 Ausgangsstellung entsprechend Test 2 (Abb. **56d**). Der jeweils für die Bewertung notwendige Widerstand wird vom Prüfer distal an der Innenseite des Oberarmes gegeben.

Klinische Symptomatik

Verkürzungen: Häufig ist der M. pectoralis major verkürzt. Diese Kontraktur führt:
– zu einer protrahierten Stellung der Schulter,

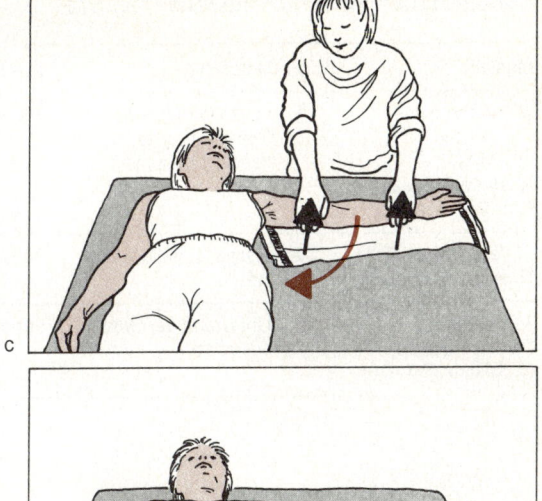

c

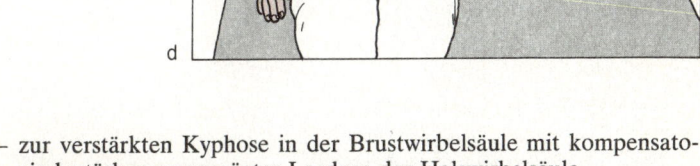

d

- zur verstärkten Kyphose in der Brustwirbelsäule mit kompensatorisch stärker ausgeprägter Lordose der Halswirbelsäule,
- zu einer Dehnung und Abschwächung der Muskeln, die das Schulterblatt dorsomedial- und kaudalwärts bewegen,
- zu einer Schwäche der Flexoren der Halswirbelsäule und der Extensoren der Brustwirbelsäule,
- zur sekundären Verkürzung des M. pectoralis minor, des Caput breve vom M. biceps brachii, des M. coracobrachialis, der Pars descendens des M. trapezius und der Extensoren der Halswirbelsäule.

Eine Verkürzung der adduzierend auf das Schultergelenk wirkenden Muskeln, mit den beschriebenen Begleitsymptomen, bewirkt Bewegungseinschränkungen im Schultergelenk in alle Richtungen. Besonders betroffen sind die Außenrotation, Abduktion und Elevation.

Schwäche: Sie zeigt sich bei diesen Muskeln erst bei extremen Belastungen, z. B. bei Klimmzügen oder beim Hochstützen auf die Arme.

Außenrotation im Schultergelenk (Abb. **57a**)

Muskel		Ursprung	Ansatz
M. infraspinatus N. suprascapularis (C4–C6)	**1**	Fossa infraspinata, Spina scapulae, Fascia infraspinata	Tuberculum majus
M. teres minor N. axillaris (C5–C6)	**2**	Margo lateralis scapulae	Tuberculum majus
M. deltoideus Pars spinalis N. axillaris (C4–C6)	**3**	Unterrand der Spina scapulae	Tuberositas deltoidea

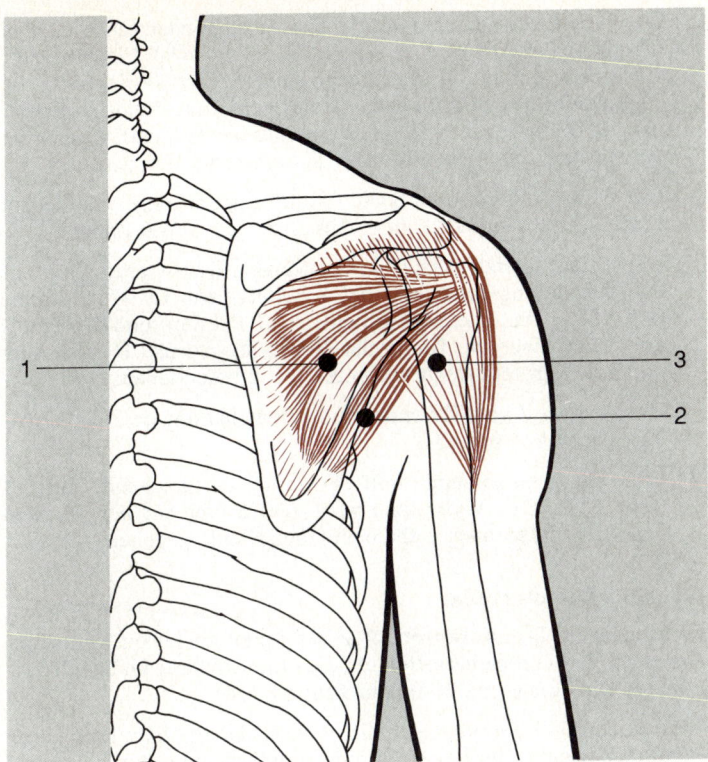

Abb. 57a

[1] Die Palpation der Außenrotatoren des Schultergelenkes wird in Bauchlage vorgenommen. Der Arm liegt dabei in 90° Abduktion und Außenrotation im Schultergelenk auf der Behandlungsbank.

Synergismus: Für die Außenrotation im Schultergelenk ist die dorsomediale Bewegung des Schulterblattes erforderlich. Synergistisch wirkende Muskeln sind die Mm. rhomboidei, der M. latissimus dorsi und der M. trapezius.

2 Der Patient liegt auf dem Bauch. Der Arm befindet sich seitlich im Überhang (Abb. **57b**). Das Schultergelenk ist in 90° Elevation, ca. 90° Innenrotation und das Ellenbogengelenk ist 90° flektiert. Die Thoraxseite des zu prüfenden Armes wird vom Prüfer so fixiert, daß die Mitbewegung des Schulterblattes nicht behindert, aber ein Ausweichen durch Anheben des Thorax vermieden wird.

Die Winkelstellungen im Schulter- und Ellenbogengelenk bleiben erhalten, während der Patient den Arm nach außen dreht.

3 Der Patient befindet sich in der Bauchlage. Der Oberarm liegt auf der Behandlungsbank, und das Schultergelenk ist 90° abduziert (Abb. **57c**). Das Ellenbogengelenk ist 90° flektiert, und der Unterarm hängt über die Kante der Behandlungsbank. Die Fixation durch den Prüfer erfolgt wie unter Test 2 beschrieben.

Der Arm wird vom Patienten unter Beibehaltung der Winkelstellung nach oben gedreht.

4 5 6 Ausgangsstellung und Fixation entsprechend Test 3 (Abb. **57d**). Der Widerstand wird vom Prüfer auf der dorsalen Seite des Unterarmes, nahe dem Handgelenk, gegeben.

Klinische Symptomatik

Verkürzungen: Die Außenrotatoren des Schultergelenkes sind selten von einer Verkürzung betroffen, da die Grundstellung im Schultergelenk bei Ruhetonus ca. 30° Innenrotation beträgt.

Vorzufinden sind Verkürzungen dieser Muskeln allerdings nach längerer Ruhigstellung. Sie bewirken eine Einschränkung der Innenrotation.

Schwäche: Der M. infraspinatus und der M. teres minor bewirken gemeinsam mit dem M. subscapularis (Innenrotator) während der Abduktionsbewegung im Schultergelenk eine Zentrierung des Humeruskopfes in der Pfanne. Je nach Schwächegrad kann beim Anheben des Armes diese Funktion nicht ausreichend durchgeführt werden. Auffällig wird dieser Kraftverlust bei Ausdauerleistungen und immer wiederkehrenden Bewegungen (z. B. Fensterputzen). Die Patienten versuchen, durch vermehrten Einsatz der Abduktoren (Überlastungen des M. supraspinatus), durch Hochziehen der Schulter (Tonuserhöhung im M. levator scapulae, der Pars descendens des M. trapezius) und durch verstärkte Lateralflexion des Rumpfes diese Schwäche zu kompensieren.

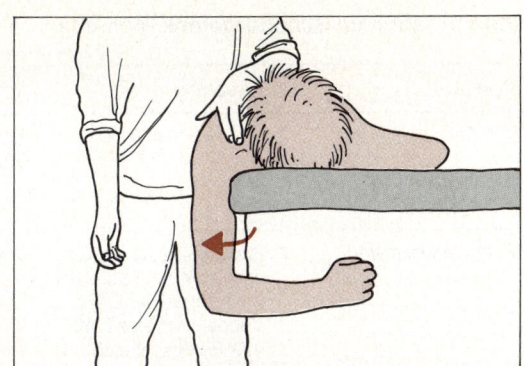

Abb. 57b

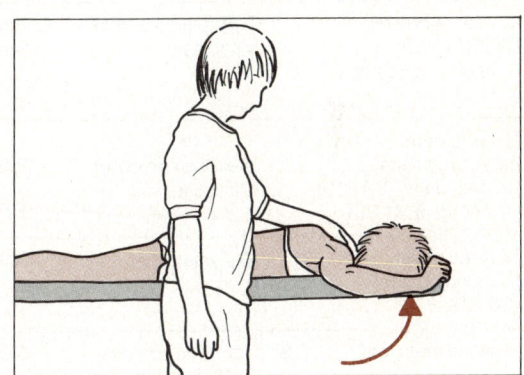

c

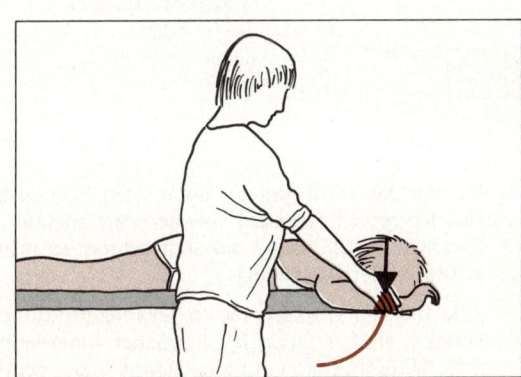

d

Innenrotation im Schultergelenk (Abb. 58a)

Muskel		Ursprung	Ansatz
M. subscapularis N. subscapularis (C5–C8)	1	Fossa subscapularis	Tuberculum minus, Crista tuberculi minoris
M. pectoralis major Nn. pectorales (C5–Th1)	2	mediale Hälfte der Cla- vicula, Membrana ster- ni, Knorpel der 2.–6. Rippe, vorderes Blatt der Rektusscheide	Crista tuberculi majoris
M. biceps brachii Caput longum N. musculocutaneus (C5–C6)		Tuberculum supra- glenoidale	Tuberositas radii, Fascia antebrachii
M. deltoideus Pars clavicularis Rr. pectorales (C4–C6) N. axillaris (C4–C6)		laterales Drittel der Clavicula	Tuberositas deltoidea
M. teres major N. thoracodorsalis (C6–C7)		Margo lateralis	Crista tuberculi minoris
M. latissimus dorsi N. thoracodorsalis (C6–C8)	3	Dornfortsätze des 7.–12. BW, Fascia tho- racolumbalis, hinteres Drittel der Crista iliaca, 10.–12. Rippe	Crista tuberculi minoris

[1] Da der M. subscapularis unter dem Schulterblatt liegt und im Bereich seines Ansatzes von der Pars spinalis des M. deltoideus überlagert wird, ist er nur sehr schwer zu tasten. Die Palpation erfolgt in der Rückenlage.

Alle anderen Muskeln, die an der Innenrotation im Schultergelenk beteiligt sind, können bei fraglicher Innervation günstiger unter ihrer Hauptfunktion auf eine Anspannung geprüft werden:

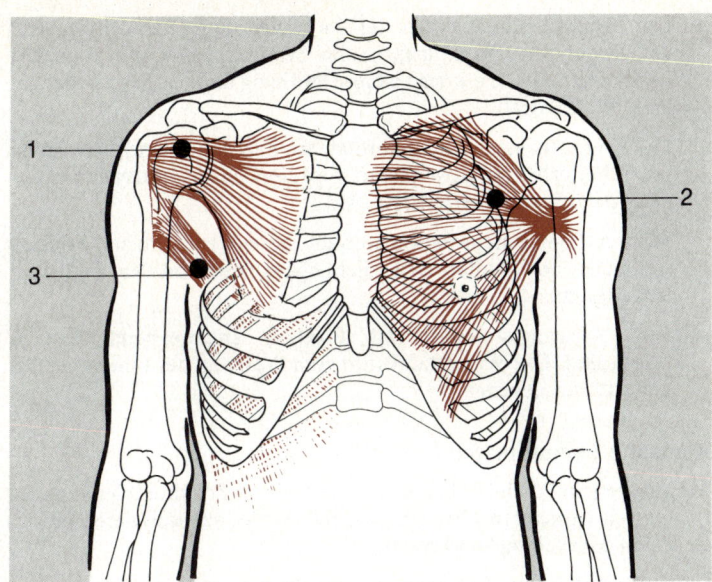

Abb. 58a

M. biceps brachii (Flexion im Ellenbogengelenk, S. 196),
Pars clavicularis des M. deltoideus (Elevation im Schultergelenk,
S. 168),
M. teres major (Retroversion im Schultergelenk, S. 172),
M. latissimus dorsi (Retroversion im Schultergelenk, S. 172).

Synergismus: Für die Innenrotation im Schultergelenk ist eine Ventrolateralbewegung des Schulterblattes erforderlich. Der M. serratus anterior und der M. pectoralis minor sind somit notwendige Synergisten.

2 Der Patient liegt auf dem Bauch, und der Arm befindet sich im
seitlichen Überhang in ca. 90° Elevation und maximaler Außenrotation (Abb. **58c**). Das Ellenbogengelenk ist 90° flektiert. Kann der
Patient diese Position nicht aktiv halten, muß der Prüfer den
Unterarm in dieser Stellung unterstützen.

Das Schulterblatt wird vom Prüfer so fixiert, daß die Bewegung
des Schulterblattes nicht behindert, jedoch ein Ausweichen nach
kranial vermieden wird.

Die Winkelstellungen im Schulter- und Ellenbogengelenk bleiben
erhalten, während der Patient den Arm nach innen dreht.

[3] Der Patient befindet sich in der Bauchlage. Der Oberarm liegt auf der Behandlungsbank und ist im Schultergelenk 90° abduziert (Abb. **58d**). Der Unterarm ist im Überhang und das Ellenbogengelenk 90° flektiert.

Der Prüfer fixiert das Schulterblatt so, daß zwar die Mitbewegung des Schulterblattes nicht gestört wird, jedoch eine Ausweichbewegung nach kranial vermieden wird.

Während der Innenrotation werden die eingenommenen Winkelstellungen im Schulter- und Ellenbogengelenk von dem Patienten beibehalten.

[4] [5] [6] Ausgangsstellung und Fixation entsprechend Test 3 (Abb. **58e**). Der Widerstand wird vom Prüfer an der Innenseite des Unterarmes gegeben.

Klinische Symptomatik

Verkürzungen: Auch Verkürzungen der auf das Schultergelenk innenrotatorisch wirkenden Muskeln, speziell des M. subscapularis, führen zu einem Muskelungleichgewicht.

Sekundär entstehen Verkürzungen der Synergisten, dem M. serratus anterior und dem M. pectoralis minor.

Diese Kontrakturen wiederum führen, durch die Lateralisierung der Skapula, zu einer ständigen Überdehnung und damit Abschwächung der Antagonisten, d. h. jener Muskeln, die das Schulterblatt dorsomedial- und kaudalwärts bewegen.

Die Außenrotatoren des Schultergelenkes sind ebenfalls von einer Überdehnung und Abschwächung betroffen.

Die Extension der Brustwirbelsäule ist vermindert und die Lordose der Halswirbelsäule verstärkt. Die Extensoren der Halswirbelsäule verkürzen sich bei länger bestehender Kontraktur und die Flexoren der Halswirbelsäule verlieren an Kraft.

Alle Bewegungsrichtungen im Schultergelenk können eingeschränkt sein. Besonders betroffen sind die Außenrotation, Abduktion und Elevation.

Schwäche: Eine Schwäche der Innenrotatoren des Schultergelenkes ist selten zu beobachten und nur bei extremen Belastungen auffällig.

Dies mag daran liegen, daß die meisten unserer täglichen Arbeiten von den Armen her in Richtung Flexion und Innenrotation verrichtet werden.

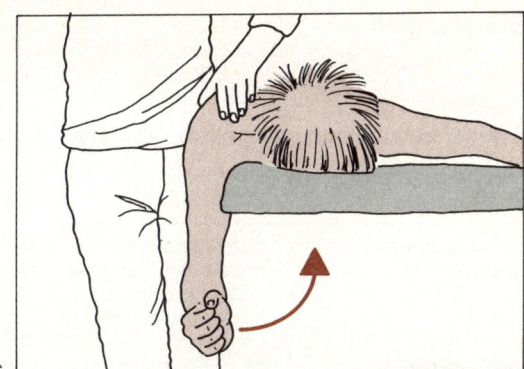

Abb. 58c

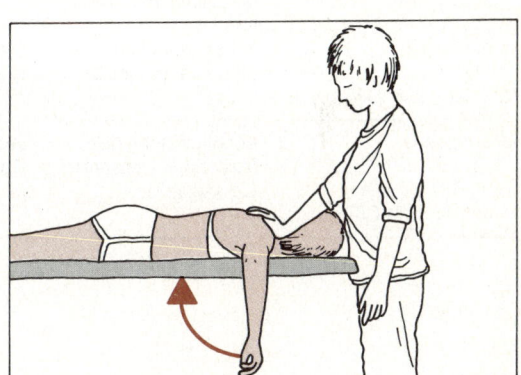

d

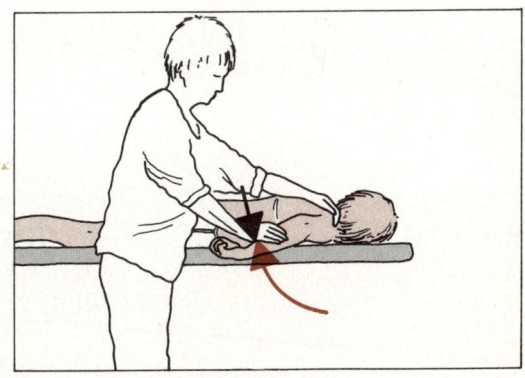

e

Ellenbogen

Extension im Ellenbogengelenk (Abb. 59a)

Muskel		Ursprung	Ansatz
M. triceps brachii Caput mediale	1	distal vom Sulcus n. radialis, dorsale Humerusfläche, Septum intermusculare med. und lat.	Olecranon ulnae, Hinterwand der Kapsel
Caput laterale		lat. und proximal vom Sulcus n. radialis der dorsalen Humerusfläche	Olecranon ulnae, Hinterwand der Kapsel
Caput longum		Tuberculum infraglenoidale scapulae	Olecranon ulnae, Hinterwand der Kapsel
N. radialis (C6–C8)			
M. anconeus	2	dorsale Fläche des Epicondylus lateralis, Lig. collat. lat.	proximales Viertel der Dorsalseite der Ulna
N. radialis (C7–C8)			

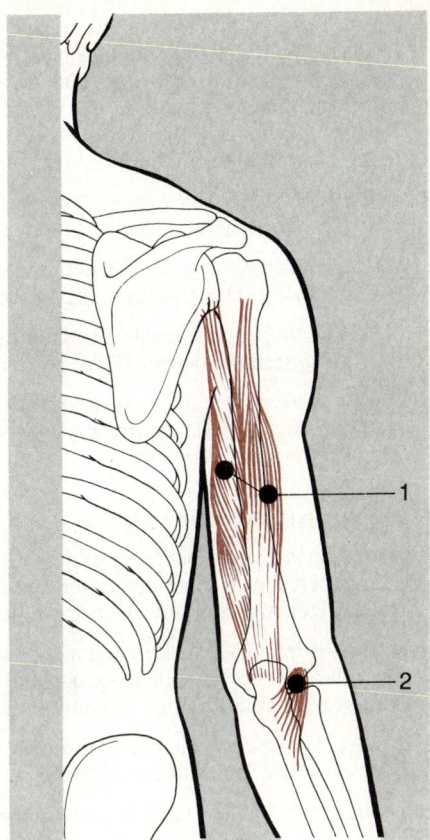

Abb. 59a

[1] Für die Palpation der Extensoren des Ellenbogengelenkes sitzt der Patient. Das Schultergelenk befindet sich in 90° Abduktion, und der Arm liegt auf der Behandlungsbank. Die Flexion des Ellenbogengelenkes ist individuell einzustellen und richtet sich nach dem günstigsten Winkel für eine Anspannung.

Der Oberarm wird vom Prüfer fixiert (s. Abb. **59b** für den Test 2)

2 Der Patient sitzt, das Schultergelenk ist 90° abduziert, und der Arm liegt auf der Behandlungsbank (Abb. **59b**). Das Ellenbogengelenk ist maximal gebeugt, und der Unterarm befindet sich in Mittelstellung zwischen Pro- und Supination. Unter dem Unterarm liegt ein Tuch, um den Reibungswiderstand während der Bewegung zu vermindern. Der Oberarm wird vom Prüfer fixiert.

Das Ellenbogengelenk wird vom Patienten, unter Beibehaltung der Mittelstellung im Unterarm, gestreckt.

3 Der Patient liegt auf dem Bauch und der Unterarm befindet sich im Überhang. Der Oberarm wird vom Prüfer fixiert (Abb. **59c**).

Das Ellenbogengelenk wird von dem Patienten unter Beibehaltung der Mittelstellung im Unterarm gestreckt.

4 5 6 Ausgangsstellung und Fixation entsprechend Test 3 (Abb. **59d**). Der Widerstand wird vom Prüfer an der ulnaren Seite des Unterarmes gegeben.

Klinische Symptomatik

Verkürzungen: Das Caput longum des M. triceps brachii ist ein zweigelenkiger Muskel. Neben der Extension des Ellbogengelenkes wirkt er bei der Retroversion und Adduktion im Schultergelenk mit.

Somit treten bei einer Verkürzung nicht nur Bewegungseinschränkungen bei der Flexion im Ellenbogengelenk auf, sondern auch bei der Elevation und Abduktion im Schultergelenk.

Schwäche: Eine Schwäche der Extensoren des Ellenbogengelenkes ist nur bei extremen Belastungen auffällig, z. B. bei Liegestützen.

Bei völligem Ausfall dieser Muskeln kompensieren die Patienten diese Funktion durch eine Trickbewegung. Sie rotieren das Schultergelenk nach außen, supinieren den Unterarm und erreichen so eine passive Extension im Ellenbogengelenk.

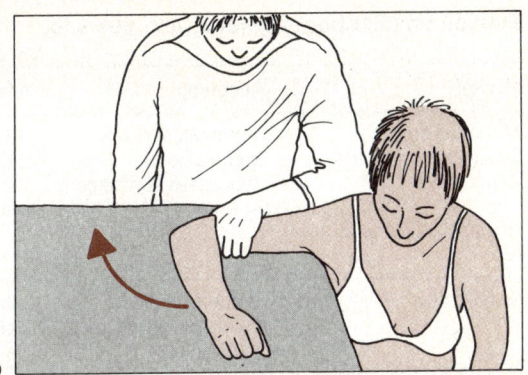

Abb. 59b

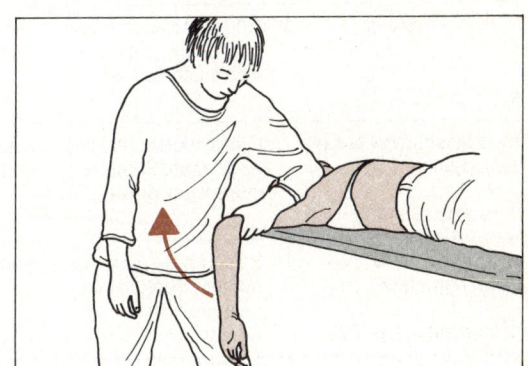

c

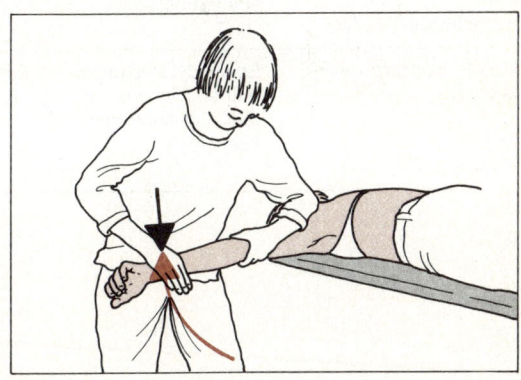

d

Flexion im Ellenbogengelenk (Abb. **60a** u. **b**)

Muskel		Ursprung	Ansatz
M. biceps brachii Caput longum Caput breve N. musculocutaneus (C5–C6)	1	Tuberculum supra-glenoidale Processus coracoideus	Tuberositas radii, Unterarmfaszie Tuberositas radii, Unterarmfaszie
M. brachialis N. musculocutaneus (C5–C6)	2	Vorderfläche des Humerus, Septa inter-muscularia	Tuberositas ulnae, Gelenkkapsel
M. brachioradialis N. radialis (C5–C6)	3	Crista supracondylaris lat. humeri, Septum intermusculare lat.	Processus styloideus radii
M. extensor carpi radialis longus N. radialis (C5–C7)		Crista supracondylaris lat. humeri, Septum intermusculare lat.	Basis des Os meta-carpale II
M. pronator teres Caput humerale N. medianus (C6–C7)	4	Epicondylus medialis humeri, Septum inter-musculare med.	Facies lateralis radii
M. flexor carpi rad. N. medianus (C6–C8)		Epicondylus med. humeri, Oberfläche der Unterarmfaszie	Palmarfläche der Basis Os metacarpale II
M. extensor carpi radialis brev. N. radialis (C7)		Epicondylus lateralis humeri, Lig. anulare radii, Lig. collaterale laterale	Basis Os metacarpale III

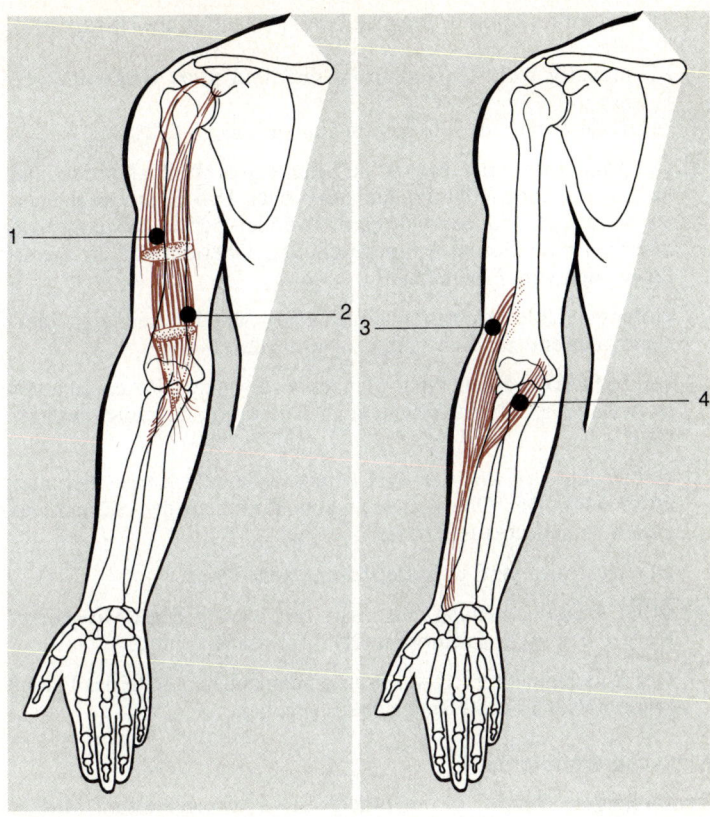

Abb. 60a   b

1 Die Palpation der Flexoren des Ellenbogengelenkes erfolgt im Sitzen. Der Arm ist im Schultergelenk 90° abduziert und liegt auf der Behandlungsbank (s. Abb. **60c** für den Test 2).

Das Ellenbogengelenk ist extendiert. Eventuell ist eine leichte Flexion notwendig, um eine Anspannung des M. biceps brachii zu tasten.

Folgende Muskeln sind bei fraglicher Innervation günstiger unter ihrer Hauptfunktion auf eine Anspannung zu prüfen:

M. extensor carpi rad. long. et brev. (Extension im Handgelenk, S. 208)

M. pronator teres (Pronation im dist. und prox. Radioulnargel, S. 204)

M. flexor carpi rad. (Flexion im Handgelenk, S. 212)

2 Der Patient sitzt, der Arm ist im Schultergelenk 90° abduziert und liegt auf der Behandlungsbank (Abb. 60c). Das Ellenbogengelenk ist extendiert und der Unterarm befindet sich in Mittelstellung zwischen Pronation und Supination. Der Oberarm und die Schulter werden vom Prüfer fixiert.

Unter den Unterarm wird ein Tuch gelegt, um den Reibungswiderstand während der Bewegung zu vermeiden.

Die Flexion des Ellenbogengelenkes wird von dem Patienten unter Beibehaltung der Mittelstellung im Unterarm endgradig durchgeführt.

3 Der Patient sitzt und der Arm hängt neben dem Körper herunter (Abb. 60d). Der Oberarm wird vom Prüfer an den Körper des Patienten gedrückt und fixiert.

Der Unterarm wird in Mittelstellung angehoben.

4 5 6 Ausgangsstellung entspricht Test 3 (Abb. 60e). Mit seinem Körper fixiert der Prüfer den Oberarm des Patienten.

Der Widerstand wird vom Prüfer an der radialen Seite des Unterarmes proximal des Handgelenkes gegeben.

Klinische Symptomatik

Verkürzungen: Der M. biceps brachii ist ein zweigelenkiger Muskel und wirkt bei der Flexion im Ellenbogengelenk sowie bei der Elevation und Innenrotation im Schultergelenk mit.

Somit führt eine Verkürzung nicht nur zu einer Bewegungseinschränkung in der Extension des Ellenbogengelenkes, sondern auch in der Retroversion und Außenrotation (selten) des Schultergelenkes.

Die Verkürzungen der mitwirkenden Unterarmmuskeln sind bei der Extension und Flexion im Handgelenk beschrieben.

Schwäche: Eine Schwäche der Flexoren des Ellenbogengelenkes äußert sich vor allen Dingen beim Anheben von schweren Lasten.

Ein völliger Funktionsverlust kann nicht kompensiert werden. Jedoch versucht der Patient über eine Abduktion im Schultergelenk und eine Lateralflexion (Konvexität auf der betroffenen Seite) des Rumpfes eine Beugung zu erreichen.

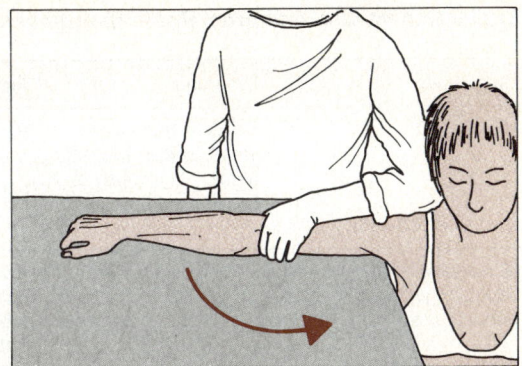

Abb. 60c

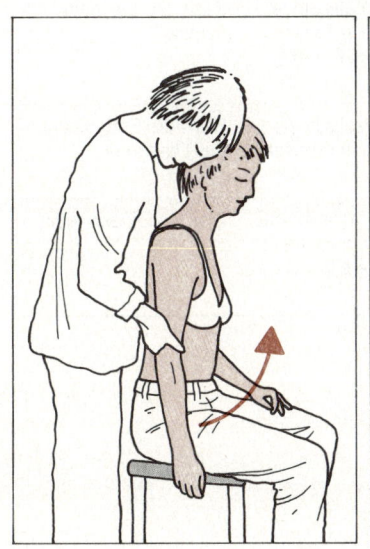

d

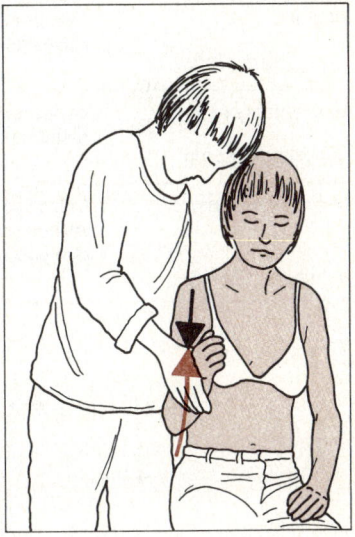

e

Supination im dist. und prox. Radioulnargelenk (Abb. 61a)

Muskel	Ursprung	Ansatz
M. supinator N. radialis (C5–C6)	Crista m. supinatoris ulnae, Epicondylus lat. humeri, Lig. collat. lat., Lig. anulare radii	Radius
M. biceps brachii **1** Caput longum Caput breve N. musculocutaneus (C5–C6)	Tuberculum supraglenoidale Processus coracoideus	Tuberositas radii, Unterarmfaszie Tuberositas radii, Unterarmfaszie
M. abductor pollicis longus N. radialis (C7–C8)	Facies dorsalis ulnae, Membrana interossea, Facies dorsalis radii	Basis des Os metacarpale I.
M. extensor pol. long. N. radialis (C7–C8)	Facies dorsalis ulnae, Membrana interossea	Basis der Endphalanx des Daumens
M. brachioradialis N. radialis (C5–C6)	Crista supracondylaris lat. humeri, Septum intermusculare lat.	Proc. styloideus radii

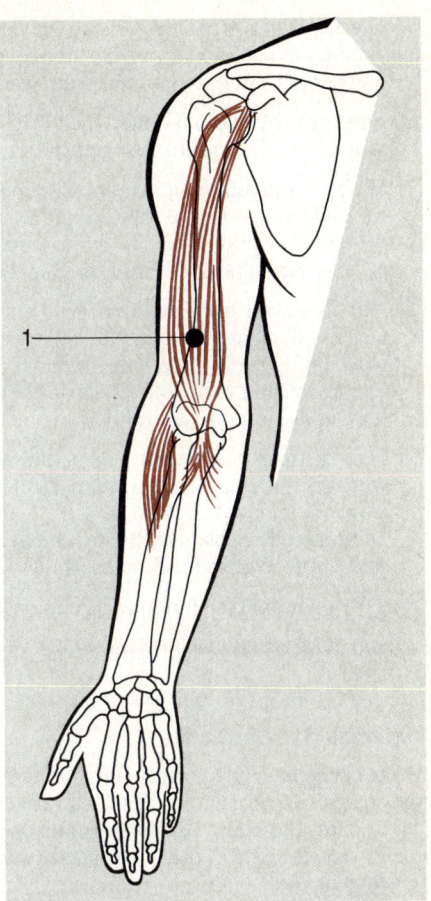

Abb. 61a

1 Der Unterarm des Patienten liegt für die Palpation der Supinatoren des Unterarmes auf der Behandlungsbank in leichter Pronationsstellung.

Der M. supinator ist durch die darüberliegenden Extensoren nicht
zu tasten.

Der M. brachioradialis ist an der Supinationsbewegung nur aus der
Pronationsstellung bis in die Mittelstellung des Unterarmes beteiligt.

Die Kraft des M. biceps brachii bei der Supination erhöht sich mit zunehmender Flexion im Ellenbogengelenk. Sie ist bei 90°-Beugung am größten und nimmt dann wieder mit weiterer Flexion ab.

Folgende Muskeln können bei fraglicher Innervation günstiger unter ihrer Hauptfunktion getastet werden:

M. biceps brachii (Flexion im Ellenbogengelenk, S. 196)
M. abductor poll. (Abduktion im Daumensattelgelenk, S. 236)
M. extensor poll. long. (Extension im Daumenendgelenk, S. 224)
M. brachioradialis (Flexion im Ellenbogengelenk, S. 196)

[2] Der Oberarm des Patienten liegt auf der Behandlungsbank und das Ellenbogengelenk ist 90° flektiert (Abb. **61b**). Der Oberarm wird am distalen Ende vom Prüfer fixiert.
Die Bewegung wird vollständig vom Patienten aus der Pronation in die Supination durchgeführt.

[3] Die Prüfung kann nicht gegen die Schwerkraft erfolgen. Daher wird die Ausgangsstellung und die Fixation entsprechend Test 2 eingenommen (Abb. **61c**).
Die fehlende Schwerkraft wird durch einen angemessenen Widerstand vom Prüfer am distalen Ende des Unterarmes ersetzt.

[4] [5] [6] Ausgangsstellung und Fixation entsprechend Test 2.

Der Widerstand des Prüfers erfolgt am distalen Ende des Unterarmes.

Klinische Symptomatik

Verkürzungen: Der M. biceps brachii und der M. brachioradialis wirken neben der Supination des Unterarmes auf das Ellenbogengelenk flektierend. Bei einer Verkürzung entstehen Bewegungseinschränkungen in der Pronation des Unterarmes und der Extension des Ellenbogengelenkes.

Die eingeschränkte Pronationsbewegung wird vom Patienten durch eine verstärkte Innenrotation und Abduktion im Schultergelenk ausgeglichen. Als weiterlaufende Bewegung kommt es zu einer Lateralflexion des Rumpfes mit der Konvexität zur betroffenen Seite.

Schwäche: Eine Schwäche der Supinatoren des Unterarmes äußert sich bei verschiedenen Bewegungen im Alltag, wie z. B. beim Festziehen einer Schraube, beim Aufschließen einer Tür oder beim Zudrehen des Wasserhahnes.

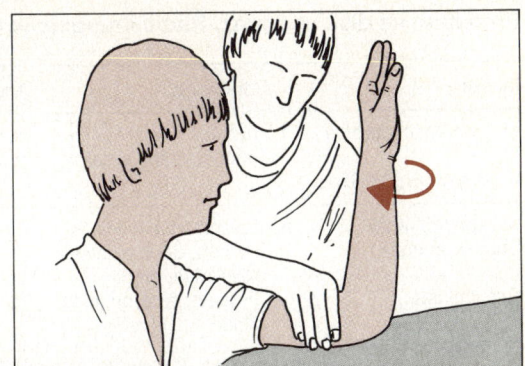

Abb. 61b

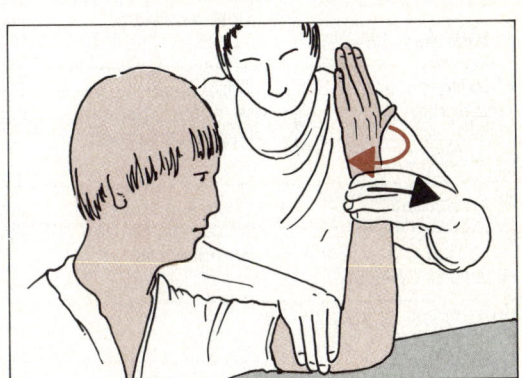

c

Pronation im dist. und prox. Radioulnargelenk (Abb. 62a)

Muskel		Ursprung	Ansatz
M. pronator quadratus N. medianus (C8–Th1)	**1**	distales Viertel der Pal-marfläche der Ulna	distales Viertel der Pal-marfläche des Radius
M. pronator teres Caput humerale	**2**	Epicondylus medialis humeri, Septum inter-musculare med.	Facies lateralis radii
Caput ulnare N. medianus (C6–C7)		Processus coronoideus ulnae	Facies lateralis radii
M. flexor carpi rad. N. medianus (C6–C8)	**3**	Epicondylus medialis humeri, Oberfläche der Unterarmfaszie	Parlmarfläche der Basis des Os metacarpale II
M. extensor carpi radialis long. N. radialis (C5–C7)		Crista supracondylaris lat. humeri, Septum intermusculare lat.	Basis des Os meta-carpale II
M. brachioradialis N. radialis (C5–C6)	**4**	Crista supracondylaris lat. humeri, Septum intermusculare lat.	Processus styloideus radii

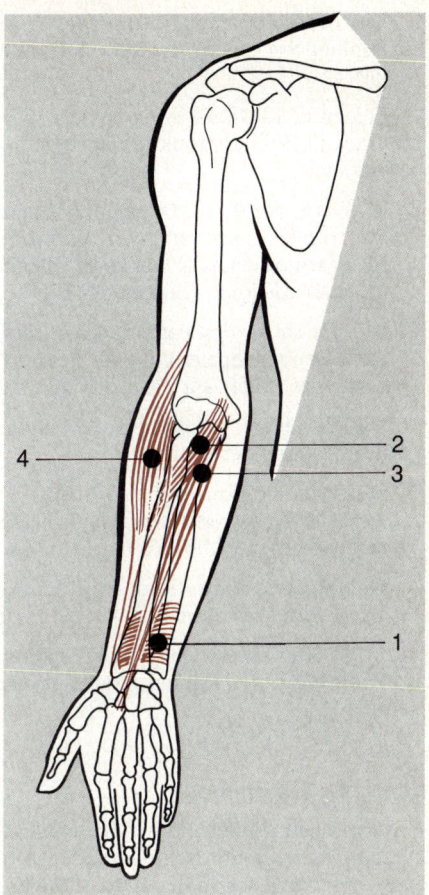

Abb. 62a

1 Der Unterarm des Patienten liegt für die Palpation der Pronatoren des Unterarmes auf der Behandlungsbank in leichter Supinationsstellung.

Der M. pronator quadratus wird von den Finger- und Handgelenksflexoren überlagert und kann nur schwer palpiert werden.

Der M. brachioradialis ist an der Pronationsbewegung nur aus der Supinationsstellung bis zur Mittelstellung des Unterarmes beteiligt.

Folgende Muskeln können bei fraglicher Innervation günstiger unter ihrer Hauptfunktion auf eine Kontraktionsfähigkeit geprüft werden:

M. flexor carpi rad. (Flexion im Handgelenk, S. 212).
M. extensor carpi rad. long. (Extension im Handgelenk, S. 208)
M. brachioradialis (Flexion im Ellenbogengelenk, S. 196)
M. palmaris long. (Flexion im Handgelenk, S. 212)

2 Der Oberarm des Patienten liegt auf der Behandlungsbank und das Ellenbogengelenk ist 90° flektiert (Abb. **62b**). Der Oberarm wird vom Prüfer am distalen Ende fixiert.

Die Bewegung erfolgt aus der Supinationsstellung in die Pronationsstellung des Unterarmes.

3 Die Prüfung kann nicht gegen die Schwerkraft erfolgen. Daher wird die Ausgangsstellung und die Fixation entsprechend Test 2 eingenommen (Abb. **62c**).

Die fehlende Schwerkraft wird durch einen angemessenen Widerstand vom Prüfer am distalen Ende des Unterarmes ersetzt.

4 5 6 Ausgangsstellung und Fixation entsprechend Test 2. Der Widerstand des Prüfers greift am distalen Ende des Unterarmes an.

Klinische Symptomatik

Verkürzungen: Neben einer eingeschränkten Supination führt die Verkürzung der pronatorisch wirkenden Muskeln auch zu einer Bewegungseinschränkung in der Extension des Ellenbogengelenkes, da außer dem M. pronator quadratus alle Muskeln über das Ellenbogengelenk ziehen und hier flektorisch wirken.

Im Alltag sind Gebrauchsfunktionen, wie z. B. das Schlüsselumdrehen oder das Festziehen einer Schraube, erschwert. Der Betroffene kompensiert diese Bewegungseinschränkung durch eine verstärkte Außenrotation und Adduktion im Schultergelenk sowie eine durch Lateralflexion des Rumpfes mit der Konvexität zur betroffenen Seite.

Schwäche: Eine Schwäche der Pronatoren des Unterarmes ist klinisch kaum auffällig. Jedoch fehlt dem Betroffenen bei der Durchführung bestimmter Funktionen im Alltag die Kraft, wie z. B. beim Aufdrehen des Wasserhahnes oder beim Lösen einer Schraube.

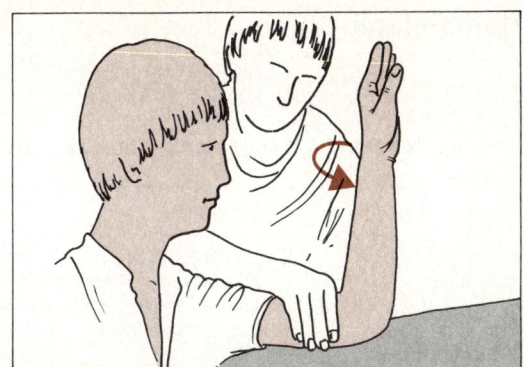

Abb. 62b

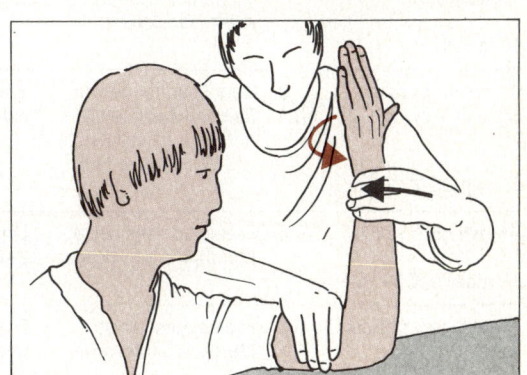

c

Handgelenk

Dorsalextension im Handgelenk (Abb. 53a u. b)

Muskel		Ursprung	Ansatz
M. extensor dig. communis N. radialis (C6–C8)	1	Epicondylus lateralis humeri, Lig. collateralis lat., Lig. anulare radii, Fascia antebrachii	Basen der Grundphalangen, Dorsalaponeurosen des 2.–5. Finger
M. extensor carpi radialis long. N. radialis (C5–C7)	2	Crista supracondylaris lat. humeri, Septum intermusculare lat.	Basis des Os metacarpale 2
M. extensor carpi radialis brev. N. radialis (C7)	3	Caput commune vom Epicondylus lateralis humeri, Lig. collaterale lat., Lig. anulare radii	Basis des Os metacarpale 3
M. extensor indicis N. radialis (C8–Th1)	4	Facies dorsalis ulnae, Membrana interossea	Dorsalaponeurose des Zeigefingers
M. extensor pollicis longus N. radialis (C7–C8)	5	Facies dors. ulnae, Membrana interossea	Basis der Endphalanx des Daumens
M. extensor dig. minimi N. radialis (C6–C8)	6	Caput commune am Epicondylus lateralis humeri	Dorsalaponeurose des 5. Fingers

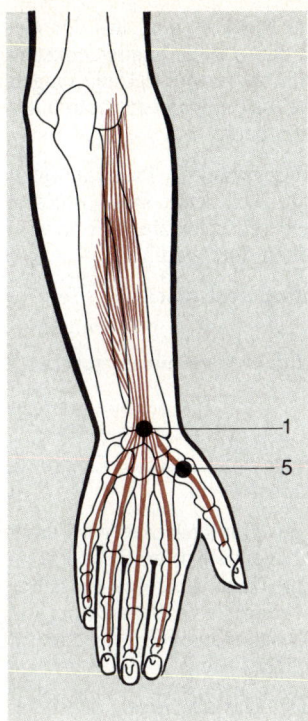 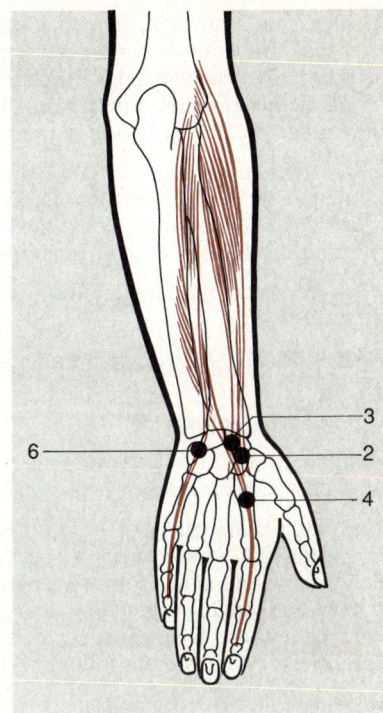

Abb. 63a   b

1 Der Unterarm des Patienten liegt für die Palpation der Dorsalextensoren des Handgelenkes, auf der Behandlungsbank in Pronationsstellung. Der Unterarm wird distal vom Prüfer unterstützt
und das Handgelenk, je nach Anspannungsfähigkeit, in Nullstel-
lung oder leichter Dorsalextension gehalten.

Der M. extensor dig. communis, der M. extensor indicis und der
M. extensor dig. minimi sind günstiger unter Einbeziehung der
Extension in den Fingergelenken zu palpieren und der M. extensor
poll. long. in Verbindung mit der Extension im Daumenendgelenk.

2 Der Unterarm des Patienten liegt in Mittelstellung auf der Behandlungsbank (Abb. 63c) und wird vom Prüfer handgelenksnah fixiert. Bei zunehmender Dorsalextension beugen sich die Finger, da die Flexoren der Fingergelenke bei ungenügendem Dehnungszustand das Bewegungsausmaß negativ beeinträchtigen können.

3 Der Unterarm liegt auf der Behandlungsbank in Pronationsstellung. Die Hand hängt über die Kante (Abb. 63d). Der Unterarm wird vom Prüfer handgelenksnah fixiert. Die Dorsalextension wird mit einer Flexion in den Fingergelenken durchgeführt.

4 5 6 Ausgangsstellung und Fixation entsprechend Test 3 (Abb. 63e).

Der Widerstand wird vom Prüfer auf dem Handrücken gegeben.

Klinische Symptomatik

Verkürzungen: Die Volarflexion im Handgelenk sowie die Flexion in sämtlichen Fingergelenken kann eingeschränkt sein.

Eine Verkürzung der Dorsalextensoren des Handgelenkes wird deutlich, wenn mit einer Extension im Ellenbogengelenk eine Flexion im Handgelenk und in den Fingergelenken gleichzeitig erfolgt. Im Alltag ist eine Verkürzung unauffällig. Jedoch kann sie in Verbindung mit einer dauernden Überbelastung der Dorsalextensoren Ursache für eine Epicondylitis lateralis (Tennisellenbogen) sein.

Schwäche: Der Betroffene kann, bei einer Schwäche dieser Muskeln, schwerere Gegenstände nicht mit proniertem Unterarm unter Beibehaltung einer Dorsalextension hochheben. Das Handgelenk kippt nach volar ab. Wird nun häufiger in dieser Stellung ein Gegenstand angehoben, kann es zu Überlastungserscheinungen an den Ursprungssehnen der Extensoren der Fingergelenke und des Handgelenkes kommen.

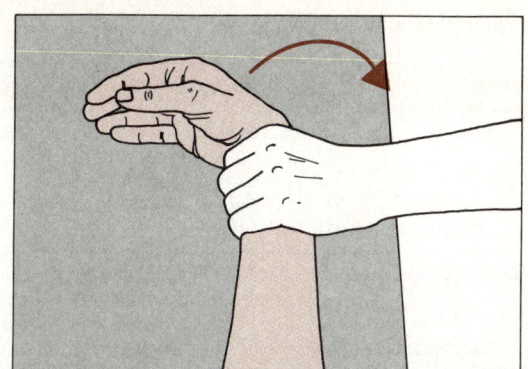

Abb. 63c

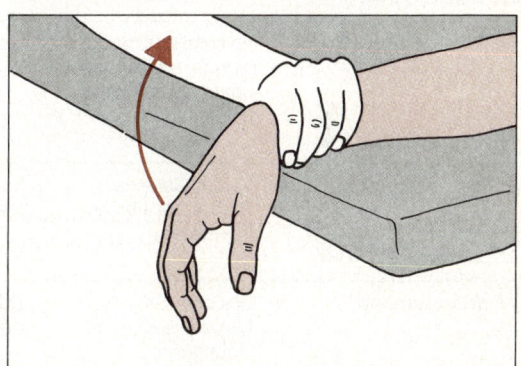

d

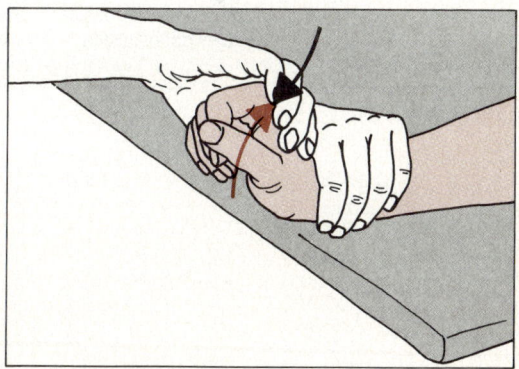

e

Volarflexion im Handgelenk (Abb. **64a**)

Muskel		Ursprung	Ansatz
M. flexor dig. sup. N. medianus (C7–Th1)	**1**	Epicondylus medialis humeri, Processus coronoideus ulnae, Radius	Mitte der Mittelphalangen des 2.–5. Fingers
M. flexor dig. prof. N. interosseus palmaris des N. medianus und N. ulnaris (C6–Th1)	**2**	Palmarfläche der Ulna, Membrana interossea	Basen der Endphalangen des 2. bis 5. Fingers
M. flexor carpi uln. N. ulnaris (C7–C8)	**3**	Epicondylus medialis humeri, olecranon, obere ⅔ des Margo posterior ulnae	Os pisiforme
M. flexor poll. longus N. medianus (C7–C8)	**4**	Vorderfläche des Radius, Membrana interossea	Endphalanx des Daumens
M. flexor carpi rad. N. medianus (C6–C8)	**5**	Epicondylus med. humeri, Faszie des Unterarmes	Palmarfläche der Basis des Os metacarpale II
M. abductor poll. longus N. radialis (C8–Th1)		Facies dorsalis ulnae, Membrana interossea, Facies dorsalis radii	Basis des Os metacarpale I

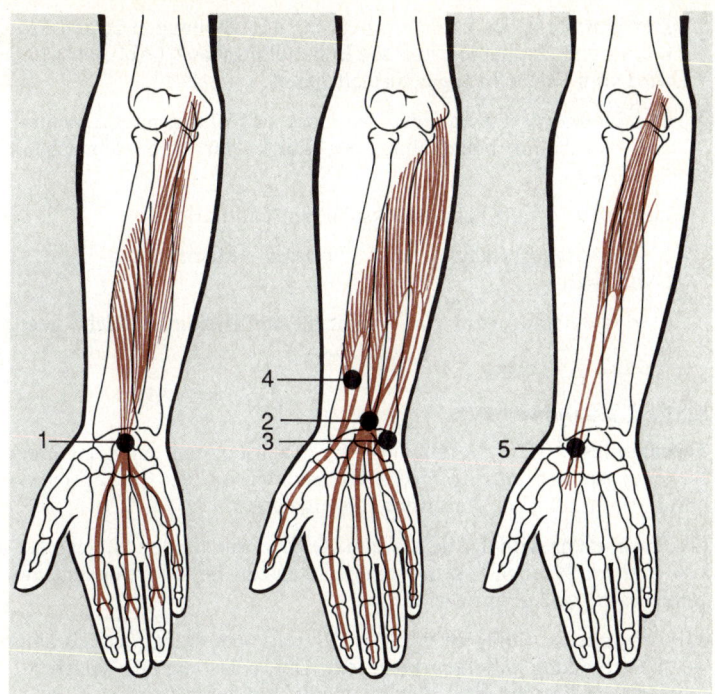

Abb. 64a   b   c

1 Für die Palpation der Volarflexoren des Handgelenkes liegt der Unterarm des Patienten in Supinationsstellung auf der Behandlungsbank. Der Unterarm wird vom Prüfer in dieser Position fixiert.

Die Kontraktionsfähigkeit des M. flexor dig. superficialis und des M. flexor dig. profundus ist in Verbindung mit einer Flexion der Fingergelenke günstiger zu prüfen. Ebenso der M. flexor poll. long. zusammen mit einer Flexion im Daumenendgelenk und der M. abductor poll. long. mit einer Abduktion im Daumensattelgelenk.

2 Der Unterarm des Patienten liegt in Mittelstellung zwischen Pronation und Supination auf der Behandlungsbank (Abb. **64d**) und
wird vom Prüfer handgelenksnah fixiert.

3 Der Unterarm des Patienten befindet sich in Supinationsstellung
und die Hand hängt über die Kante der Behandlungsbank
(Abb. **64e**).

Der Prüfer fixiert handgelenksnah den Unterarm.

4 5 6 Ausgangsstellung und Fixation entsprechend Test 3
(Abb. **64f**).

Der Widerstand wird vom Prüfer an der Handinnenfläche gegeben.

Klinische Symptomatik

Verkürzungen: Eine Verkürzung der Volarflexoren führt zu einer
Bewegungseinschränkung in der Dorsalextension des Handgelenkes
und in der Extension sämtlicher Fingergelenke.

Die Verkürzung wird deutlich, wenn die Extension in den Fingergelenken und im Handgelenk mit einer Extension im Ellenbogengelenk
gemeinsam durchgeführt wird.

Klinisch und im Alltag ist eine Verkürzung unauffällig. Jedoch kann
sie in Verbindung mit einer dauernden Überbelastung der Volarflexoren Ursache für eine Epicondylitis medialis (Golferellenbogen) sein.

Schwäche: Beim Anheben schwerer Gegenstände mit supiniertem Unterarm ist der Betroffene nicht in der Lage, das Handgelenk in Volarflexion ausreichend zu stabilisieren. Das Handgelenk kippt nach dorsal
ab. Durch wiederkehrende Belastungen in dieser Gelenkstellung kann
es zu Überlastungserscheinungen an den Ursprungssehnen der Flexoren der Fingergelenke und des Handgelenkes kommen.

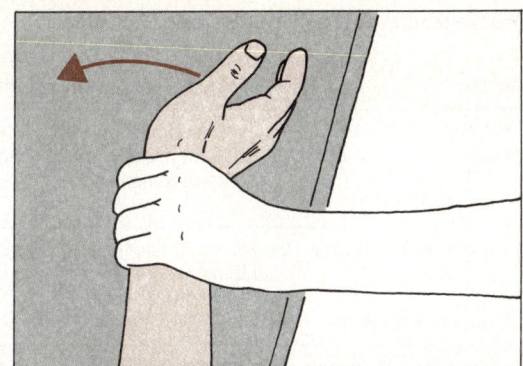

Abb. 64d

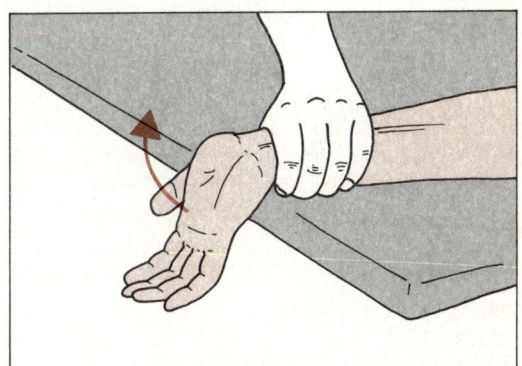

e

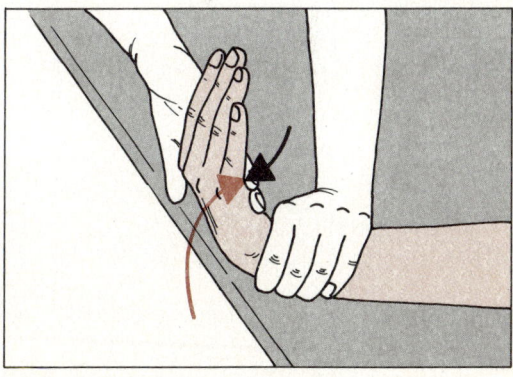

f

Radialabduktion im Handgelenk (Abb. **65a–c**)

Muskel		Ursprung	Ansatz
M. extensor carpi rad. longus N. radialis (C5–C7)	**1**	Crista supracondylaris lat. humeri, Septum intermusculare lat.	Basis des Os meta-carpale I
M. abductor pol. longus N. radialis (C8–Th1)	**2**	Facies dorsalis ulnae, Membrana interossea, Facies dorsalis radii	Basis des Os meta-carpale I
M. extensor poll. longus N. radialis (C7–C8)		Facies dorsalis ulnae, Membrana interossea	Basis der Endphalanx des Daumens
M. flexor carpi rad. N. medianus (C6–C8)	**3**	Epicondylus medialis humeri, Faszie des Unterarms	Palmarfläche der Basis des Os metacarpale II
M. flexor poll. longus N. medianus (C6–C8)		Vorderfläche des Radius, Membrana interossea	Basis des Endphalanx des Daumens

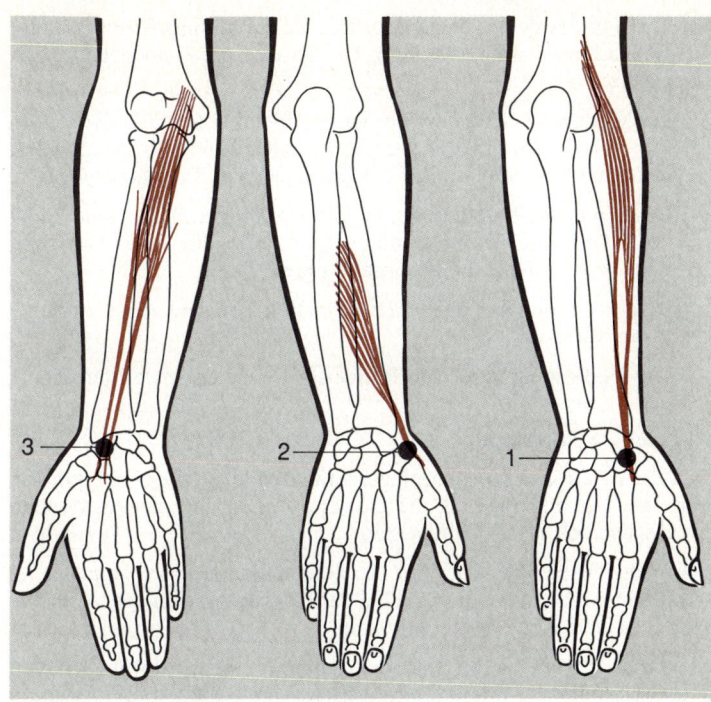

Abb. 65a   b   c

1 Alle an der Radialabduktion im Handgelenk beteiligten Muskeln sind günstiger unter ihrer Hauptfunktion auf eine Anspannungsfähigkeit zu prüfen:

M. extensor carpi rad. long. (Extension im Handgelenk, S. 208)
M. abductor poll. long. (Abduktion im Daumensattelgelenk, S. 236)
M. extensor poll. long. (Extension im Daumenendgelenk, S. 224)
M. flexor carpi rad. (Flexion im Handgelenk, S. 212)
M. flexor poll. long. (Flexion im Daumenendgelenk S. 226)

2 Der Unterarm des Patienten liegt in Pronationsstellung auf der Behandlungsbank (Abb. **65d**). Die Fixation wird handgelenksnahe gesetzt.

Die Bewegung erfolgt aus der Ulnarabduktion in die Radialabduktion. Der während der Bewegung entstehende Reibungswiderstand wird durch ein unter die Hand gelegtes Tuch gemindert.

3 Der Unterarm befindet sich in Mittelstellung und die Hand hängt über die Kante der Behandlungsbank (Abb. **65e**). Der Unterarm wird vom Prüfer handgelenksnah fixiert.

4 5 6 Ausgangsstellung und Fixation entsprechend Test 3 (Abb. **65f**).

Der Widerstand wird vom Prüfer am Os metacarpale I gegeben.

Klinische Symptomatik

Verkürzungen: Neben einer eingeschränkten Ulnarabduktion können bei einer Verkürzung auch die Dorsalextension und die Volarflexion im Handgelenk beeinträchtigt sein.

Schwäche: Eine Schwäche bei der Radialabduktion im Handgelenk wird immer mit einer Schwäche bei der Dorsalextension oder Volarflexion im Handgelenk kombiniert sein.

Sie wird deutlich, wenn sich der Unterarm beim Hochheben von Gegenständen in Mittelstellung zwischen Pronation und Supination befindet.

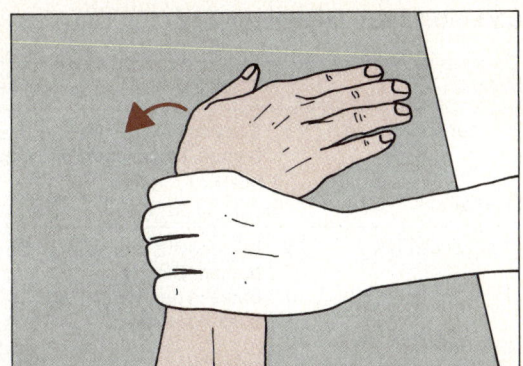

Abb. 65d

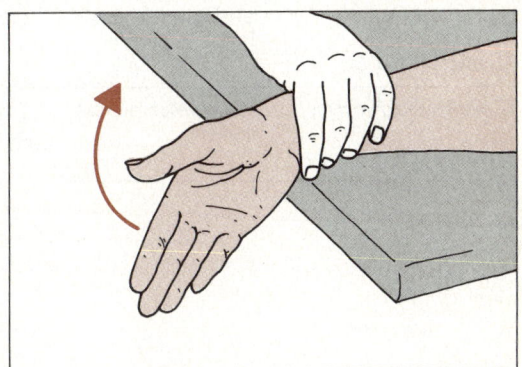

e

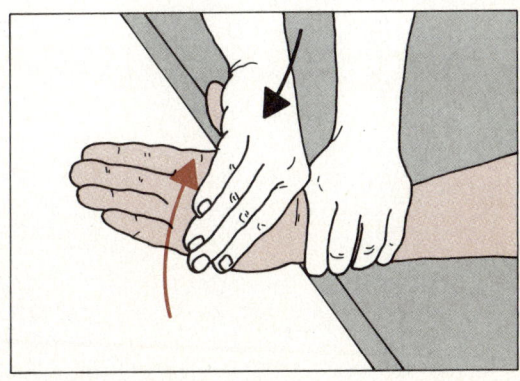

f

Ulnarabduktion im Handgelenk (Abb. **66a** u. **b**)

Muskel		Ursprung	Ansatz
M. extensor carpi uln. N. radialis (C7–C8)	**1**	Epicondylus lateralis humeri, Facies dorsalis ulnae	Basis des Os metacarpale V
M. flexor carpi uln. N. ulnaris (C7–C8)	**2**	Epicondylus medialis humeri, Olecranon, obere ⅔ des Margo posterior ulnae	Os pisiforme
M. extensor dig. com. N. radialis (C6–C8)		Epicondylus lateralis humeri, Lig. collaterale lat., Lig. anulare radii, Fascia antebrachii	Basen der Grundphalangen, Dorsalaponeurosen der 2.–5. Finger
M. extensor dig. minimi N. radialis (C6–C8)		Epicondylus lateralis humeri	Dorsalaponeurose des 5. Fingers

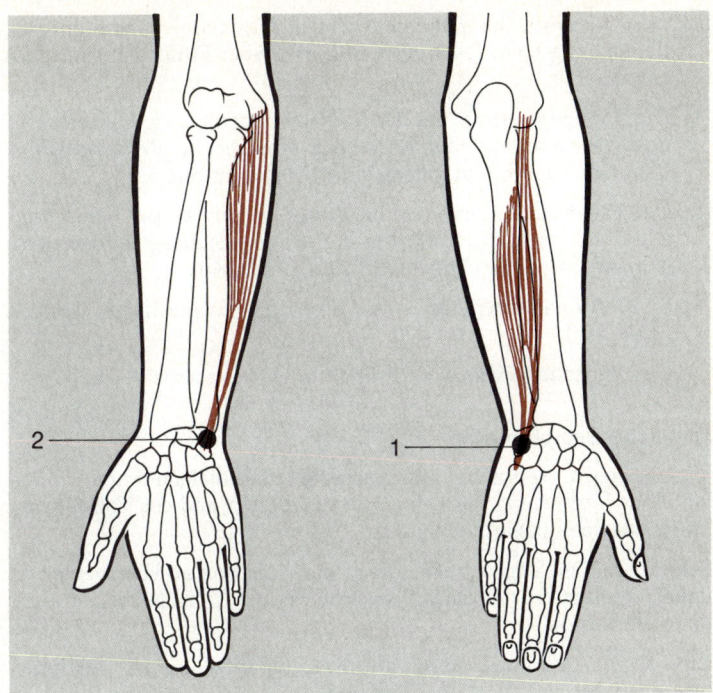

Abb. 66a   b

1 Alle an der Ulnarabduktion im Handgelenk beteiligten Muskeln sind günstiger unter ihrer Hauptfunktion auf eine Kontraktionsfähigkeit zu prüfen:

M. extensor carpi uln. (Extension im Handgelenk, S. 208)
M. flexor carpi uln. (Flexion im Handgelenk, S. 212)
M. extensor dig. communis (Extension in den Fingergelenken, S. 270)
M. extensor dig. minimi (Extension in den Gelenken des 5. Fingers, S. 270)

[2] Der Unterarm des Patienten liegt in Pronationsstellung auf der Behandlungsbank (Abb. **66c**) und wird vom Prüfer handgelenksnah fixiert.

Die Bewegung erfolgt aus der Radialabduktion in die Ulnarabduktion. Der während der Bewegung entstehende Reibungswiderstand wird durch Unterlegen eines Tuches gemindert.

[3] Der Patient sitzt. Der Arm hängt neben dem Körper herab, und der Unterarm wird vom Prüfer in Pronationsstellung handgelenksnah am Körper des Patienten fixiert (Abb. **66d**).

[4] [5] [6] Ausgangsstellung und Fixation entsprechend Test 3 (Abb. **66e**).

Der Widerstand wird vom Prüfer am Os metacarpale V gegeben.

Klinische Symptomatik

Verkürzungen: Neben einer eingeschränkten Radialabduktion können bei einer Verkürzung auch die Dorsalextension und die Volarflexion im Handgelenk beeinträchtigt sein.

Schwäche: Eine Schwäche bei der Ulnarabduktion im Handgelenk ist immer kombiniert mit einer Schwäche bei der Dorsalextension oder der Volarflexion.

Eine Kraftminderung bezogen auf die Ulnarabduktion ist funktionell wenig auffällig.

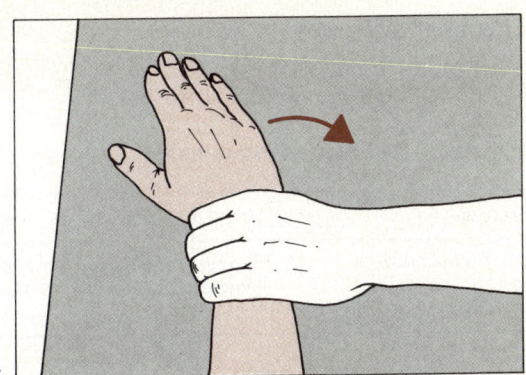

Abb. 66c

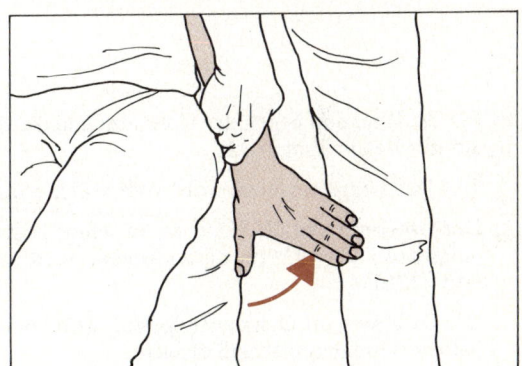

d

e

Daumengelenke

Extension im Daumenendgelenk

Muskel	Ursprung	Ansatz
M. extensor pollicis longus N. radialis (C7–C8)	**1** Facies dors. ulnae, Membrana interossea	Basis der Endphalanx des Daumens

☐1 Für die Palpation liegen der Unterarm und die Hand des Patienten auf der Behandlungsbank.

Das Daumengrundgelenk wird vom Prüfer fixiert.

☐2 Der Unterarm und die Hand des Patienten liegen auf der Behandlungsbank. Das Daumengrundgelenk wird vom Prüfer fixiert (Abb. **67b**).

Die Extension im Daumenendgelenk wird vom Patienten bis zum halben Bewegungsausmaß erreicht.

☐3 Ausgangsstellung und Fixation entsprechend Test 2.

Die Bewegung wird vom Patienten vollständig erreicht.

☐4 ☐5 ☐6 Ausgangsstellung und Fixation entsprechend Test 2.

Der Widerstand wird vom Prüfer dorsal an der Endphalanx des Daumens gegeben.

Klinische Symptomatik

Verkürzungen: Die Flexion im Grund- und Endgelenk des Daumens sowie die Oppositionsbewegung sind eingeschränkt.

Schwäche: Die Reposition des Daumens kann nicht vollständig erfolgen und zum Ergreifen größerer Gegenstände die Hand nicht ausreichend geöffnet werden. Das Daumenendgelenk befindet sich in einer Flexionsstellung.

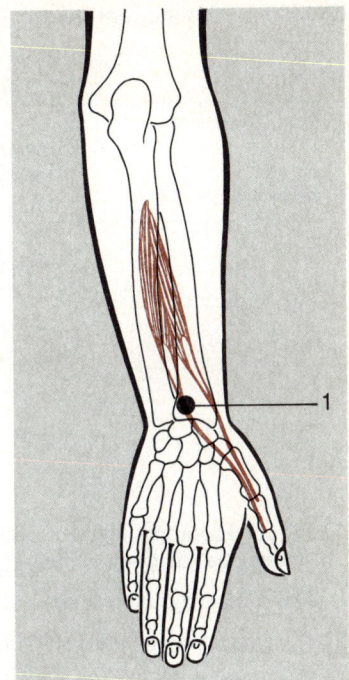

Abb. 67a

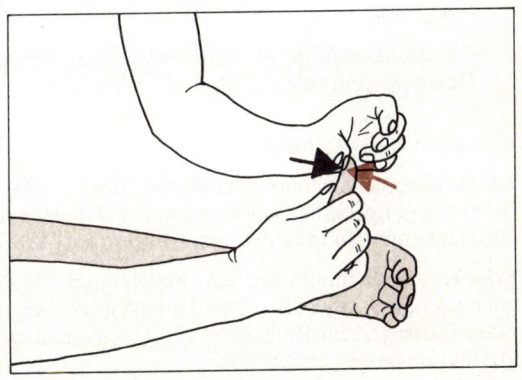

Abb. 67b

Flexion im Daumenendgelenk (Abb. 68a)

Muskel	Ursprung	Ansatz
M. flexor pollicis longus 1	Vorderfläche des Radius, Membrana interossea	Basis der Endphalanx des Daumens
N. medianus (C6–C8)		

1 Für die Palpation liegt der Unterarm des Patienten in Supinationsstellung auf der Behandlungsbank.

Das Daumengrundgelenk wird vom Prüfer in Extension fixiert.

2 Ausgangsstellung und Fixation entsprechend Test 1.

Die Flexion im Daumenendgelenk wird vom Patienten bis zum halben Bewegungsausmaß durchgeführt.

3 Ausgangsstellung und Fixation entsprechend Test 2.

Das Bewegungsausmaß wird vom Patienten vollständig erreicht.

4 5 6 Ausgangsstellung und Fixation entsprechend Test 2 (Abb. 68b).

Der Widerstand wird vom Prüfer volar an der Endphalanx des Daumens gegeben.

Klinische Symptomatik

Verkürzungen: Aus einer Verkürzung des M. flexor poll. long. resultiert eine eingeschränkte Extension im Daumenendgelenk sowie eine Bewegungseinschränkung bei der Reposition des Daumens.

Schwäche: Der funktionell sehr bedeutungsvolle Pinzetten- oder Fingerspitzengriff ist gestört. Der Patient greift bei einer Schwäche mit einer Extension im Endgelenk des Daumens und setzt vermehrt die Adduktion des Daumens ein.

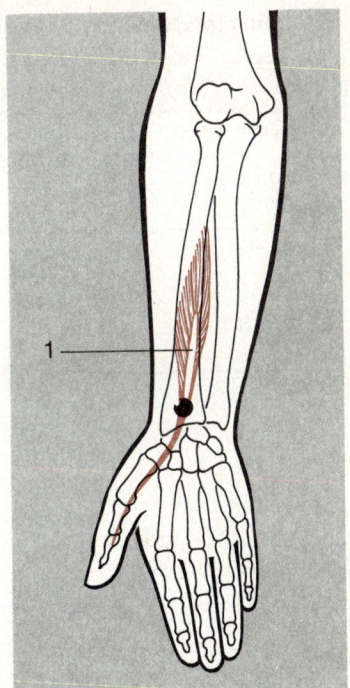

Abb. 68a

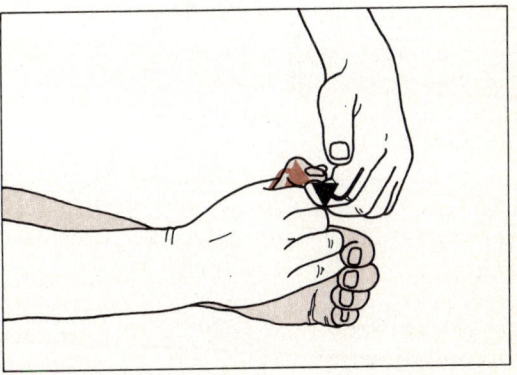

Abb. 68b

Extension im Daumengrundgelenk (Abb. **69a**)

Muskel		Ursprung	Ansatz
M. extensor pollicis longus N. radialis R. prof. (C7–C8)	**1**	Facies dorsalis ulnae, Membrana interossea	Basis der Endphalanx des Daumens
M. extensor pollicis brevis N. radialis R. prof. (C7–Th1)	**2**	Facies dorsalis ulnae, Membrana interossea, Facies dorsalis radii	Basis der Grund- phalanx des Daumens

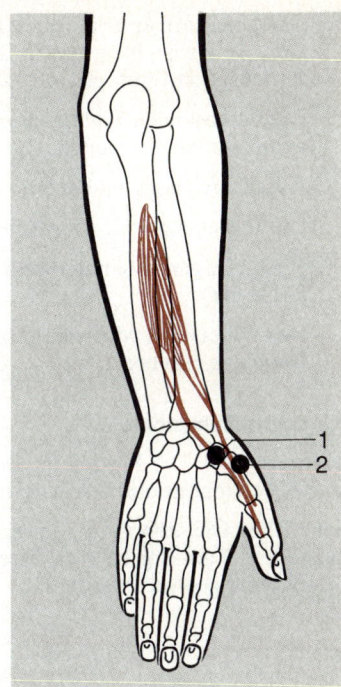

Abb. 69a

1 Für die Palpation liegen der Unterarm und die Hand des Patienten in Mittelstellung auf der Behandlungsbank. Das Daumensattelgelenk wird vom Prüfer fixiert (s. Abb. **69b** für den Test 2).

Der M. extensor poll. long. ist in Verbindung mit einer Extension im Daumenendgelenk günstiger zu palpieren.

2 Der Unterarm und die Hand des Patienten liegen in Mittelstellung auf der Behandlungsbank. Das Daumensattelgelenk wird vom Prüfer fixiert (Abb. **69b**).

Die Extension im Daumengrundgelenk wird bis zum halben Bewegungsausmaß durchgeführt.

3 Ausgangsstellung und Fixation entsprechend Test 2.

Die Bewegung wird vom Patienten vollständig durchgeführt.

4 5 6 Ausgangsstellung und Fixation entsprechend Test 2 (Abb. **69c**).

Der Widerstand wird vom Prüfer dorsal an der Grundphalanx des Daumens gegeben.

Klinische Symptomatik

Verkürzungen: Die Flexion im Grund- und Endgelenk des Daumens sowie die Oppositionsbewegung sind eingeschränkt.

Schwäche: Die Repositionsbewegung des Daumens ist in der Kraft gemindert. Zum Ergreifen größerer Gegenstände kann die Hand nicht ausreichend geöffnet werden.

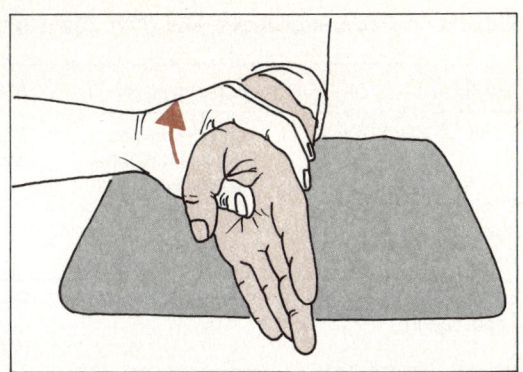

Abb. 69b

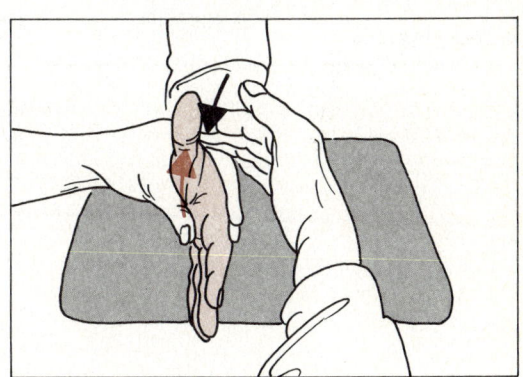

c

Flexion im Daumengrundgelenk (Abb. **70a** u. **b**)

Muskel		Ursprung	Ansatz
M. flexor pollicis longus	1	Vorderfläche des Radius, Membrana interossea	Basis der Endphalanx des Daumens
R. interosseus palm. des N. medianus (C6–C8)			
M. flexor pollicis brevis Caput superf.	2	Retinaculum flexorum	Radiales Sesambein des Daumengrund-gelenkes
N. medianus (C8–Th1) Caput prof.		Os trapezium, Os trapezoideum, Os capitatum	Radiales Sesambein des Daumengrund-gelenkes
N. ulnaris (C8–Th1)			

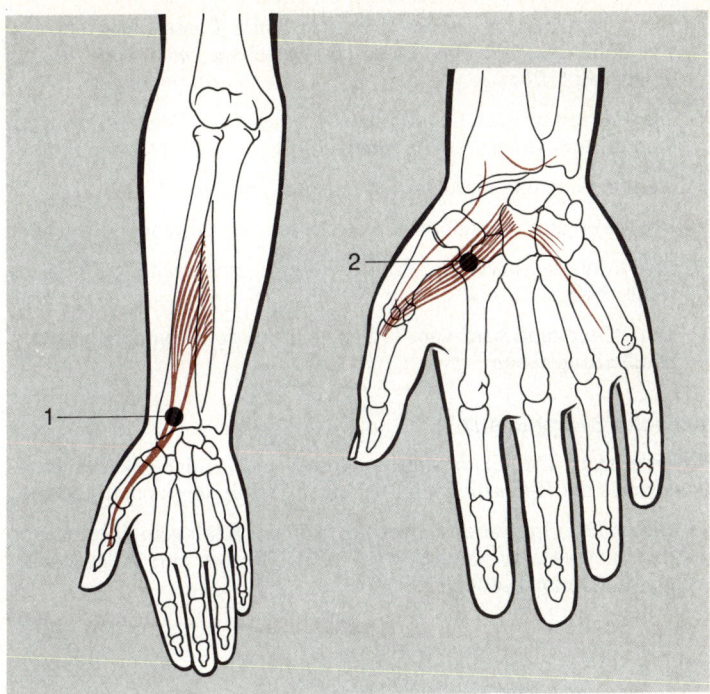

Abb. 70a   b

[1] Für die Palpation liegt der Unterarm des Patienten in Supinationsstellung auf der Behandlungsbank. Das Daumensattelgelenk wird
vom Prüfer fixiert (s. (Abb. **70c** für den Test 2).

Das Caput profundum des M. flexor poll. brev. wird von anderen
Muskeln überlagert und ist nicht zu tasten.

Der M. flexor poll. long. ist günstiger unter Einbeziehung der
Flexion im Daumenendgelenk zu palpieren.

2 Der Unterarm des Patienten liegt in Supinationsstellung auf der Behandlungsbank. Das Daumensattelgelenk wird vom Prüfer fixiert (Abb. **70c**).

Die Flexion im Daumengrundgelenk wird vom Patienten bis zum halben Bewegungsausmaß durchgeführt.

3 Ausgangsstellung und Fixation entsprechend Test 2.

Das Bewegungsausmaß wird vom Patienten vollständig erreicht.

4 5 6 Ausgangsstellung und Fixation entsprechend Test 2 (Abb. **70d**).

Der Widerstand wird vom Prüfer volar an der Grundphalanx des Daumens gegeben.

Klinische Symptomatik

Verkürzungen: Die Extension im Grund- und Endgelenk des Daumens sowie die Reposition sind bei einer Verkürzung beeinträchtigt.

Schwäche: Die Oppositionsbewegung ist in der Kraft gemindert. Beim Festhalten von Gegenständen weicht der Patient in eine Adduktionsstellung im Daumensattelgelenk aus.

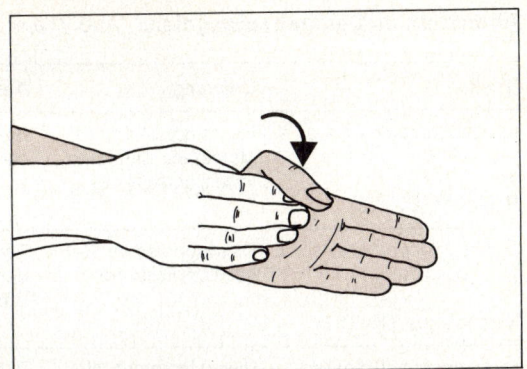

Abb. 70c

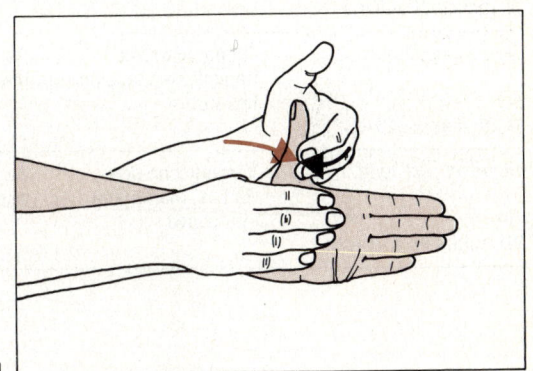

d

Abduktion im Daumensattelgelenk (Abb. **71a** u. **b**)

Muskel	Ursprung	Ansatz
M. abductor poll. longus **1** N. radialis (C7–C8)	Facies dorsalis ulnae, Membrana interossea, Facies dorsalis radii	Basis des Os metacarpae I
M. abductor poll. brevis **2** N. medianus (C8–Th1)	Os scaphoideum, Retinaculum flexorum	Radiales Sesambein der Grundphalanx des Daumens
M. extensor poll. brevis N. radialis (C7–Th1)	Ulna, Membrana interossea, Facies dors. radii	Basis der Grundphalanx des Daumens
M. opponens poll. N. medianus (C6–C7)	Tuberculum ossis trapezii, Retinaculum flexorum	Rad. Rand des Os metacarpale I
M. flexor poll. long. N. medianus (C6–C8)	Vorderfläche des Radius, Membrana interossea	Basis der Endphalanx des Daumens

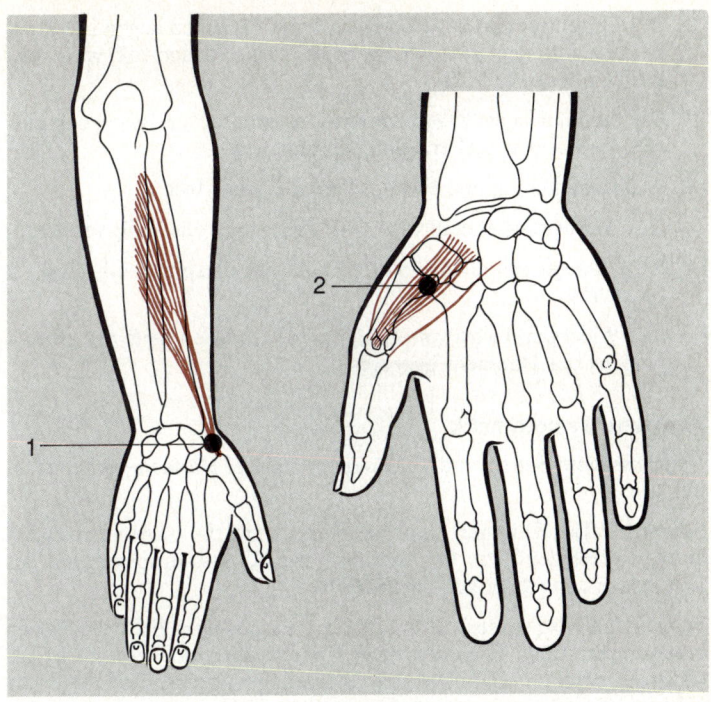

Abb. 71a   b

1 Für die Palpation liegen der Unterarm und das Handgelenk des Patienten in Mittelstellung auf der Behandlungsbank. Das Handgelenk wird vom Prüfer in dieser Position fixiert (siehe Abb. **71c** für den Test 2).

Folgende Muskeln sind günstiger unter Einbeziehung ihrer Hauptfunktion zu palpieren:

M. extensor poll. brev. (Extension im Daumengrundgelenk, S. 228)
M. opponens poll. (Flexion im Daumensattelgelenk, S. 248)
M. flexor poll. long. (Flexion im Daumenendgelenk, S. 226)

2 Der Unterarm und das Handgelenk des Patienten liegen in Mittelstellung auf der Behandlungsbank. Das Handgelenk wird vom Prüfer fixiert (Abb. **71c**).

Die Abduktion des Daumens wird bis zum halben Bewegungsausmaß in der Frontalebene durchgeführt.

3 Ausgangsstellung und Fixation entsprechend Test 2.

Das Bewegungsausmaß wird vom Patienten vollständig erreicht.

4 5 6 Ausgangsstellung und Fixation entsprechend Test 2 (Abb. **71d**).

Der Widerstand wird vom Prüfer an der radialen Seite der Grundphalanx des Daumens gegeben.

Klinische Symptomatik

Verkürzungen: Selten sind Verkürzungen dieser Muskeln zu beobachten.

Schwäche: Der Daumen kann bei einer Schwäche nicht ausreichend abduziert werden. Die Oppositions- und Repositionsbewegung des Daumens ist nur begrenzt durchführbar.

Funktionell wird diese Kraftminderung als positives Flaschenzeichen beschrieben: Beim Ergreifen einer Flasche oder eines Glases ist die Spanne zwischen Daumen und Zeigefinger vermindert, und die Schwimmhaut liegt dem Gegenstand nicht an.

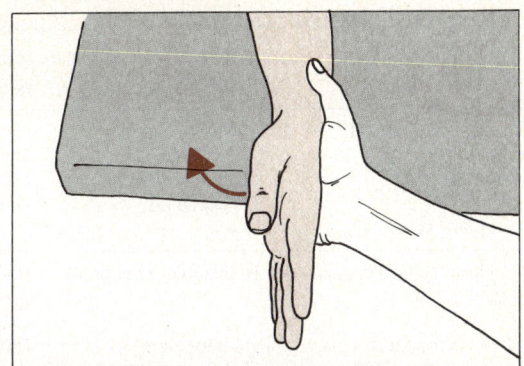

Abb. 71c

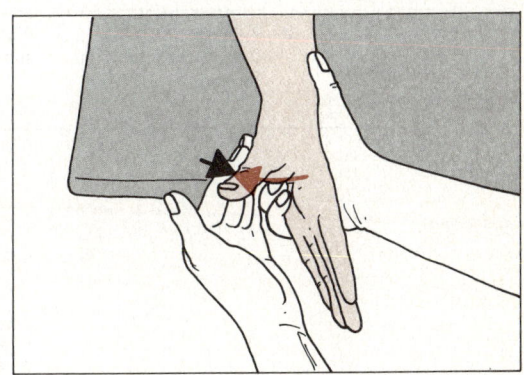

d

Adduktion im Daumensattelgelenk (Abb. 72a u. b)

Muskel		Ursprung	Ansatz
M. adductor pollicis Caput transv.	1	Os metacarpale III	Ulnares Sesambein des Daumengrundgelenkes
Caput obliquum		Os trapezoideum, Os capitatum	Ulnares Sesambein des Daumengrundgelenkes
N. ulnaris (C8–Th1)			
M. flexor pollicis brevis Caput superf.	2	Retinaculum flexorum	Radiales Sesambein des Daumengrundgelenkes
Caput profundum		Os trapezium, Os trapezoideum, Os capitatum	Radiales Sesambein des Daumengrundgelenkes
N. ulnaris (C8–Th1)			
M. opponens pollicis	3	Tuberculum ossis trapezii, Retinaculum flexorum	Radialer Rand des Os metacarpale I
N. medianus (C6–C7)			

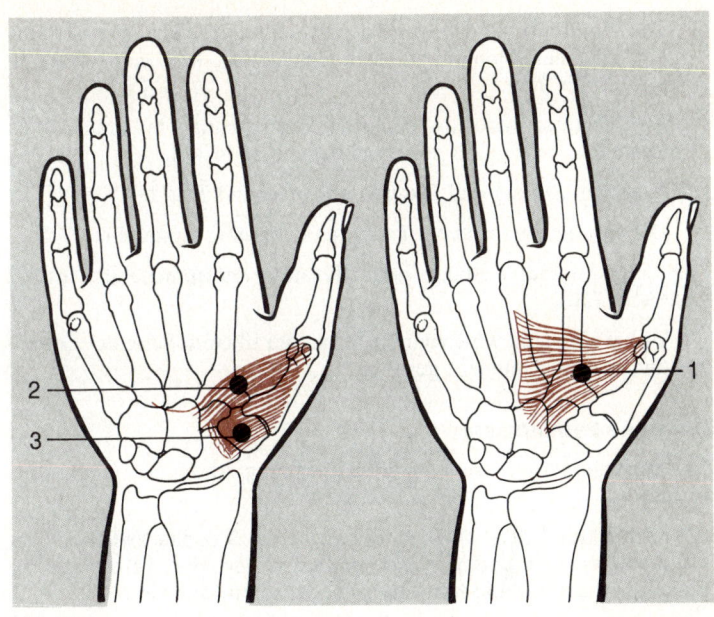

Abb. 72a   b

1 Für die Palpation liegen der Unterarm und die Hand des Patienten in Mittelstellung zwischen Pro- und Supination auf der Behandlungsbank.

Das Handgelenk wird vom Prüfer in Extension fixiert.

Durch die Überlagerung von anderen Muskeln ist das Caput profundum des M. flexor poll. brev. nicht und der M. adductor poll. nur sehr schwer zu tasten.

Das Caput superf. des M. flexor poll. brev. ist günstiger bei der Flexion im Daumengrundgelenk und der M. opponens poll. bei der Flexion im Daumensattelgelenk zu palpieren.

2 Der Unterarm und die Hand des Patienten liegen in Mittelstellung auf der Behandlungsbank. Das Handgelenk wird vom Prüfer fixiert (Abb. **72c**).

Der Daumen wird aus der Abduktionsstellung bis zum halben Bewegungsausmaß in der Frontalebene adduziert.

3 Ausgangsstellung und Fixation entsprechend Test 2.

Die Bewegung wird vom Patienten endgradig ausgeführt.

4 5 6 Ausgangsstellung und Fixation entsprechend Test 2 (Abb. **72d**).

Der Widerstand wird vom Prüfer an der ulnaren Seite der Grundphalanx des Daumens gegeben.

Klinische Symptomatik

Verkürzungen: Einschränkungen in Richtung Abduktion sind zu erwarten.

Schwäche: Deutlich ist bei einer Schwäche die Atrophie zwischen dem Os metacarpale I und II; insbesondere, wenn eine Parese des N. ulnaris vorliegt und die Mm. interossei mit betroffen sind.

Zum einfachen Überprüfen einer Schwäche dient ein Blatt Papier, welches der Patient im Pinzettengriff festhält. Wenn der Prüfer das Blatt herauszieht, kann der Betroffene, durch die schwachen Adduktoren, den Pinzettengriff nicht beibehalten. Er versucht über einen stärkeren Einsatz der Flexoren zu kompensieren. Dadurch geht das Endgelenk des Daumens vermehrt in eine Beugung (positives Froment-Zeichen).

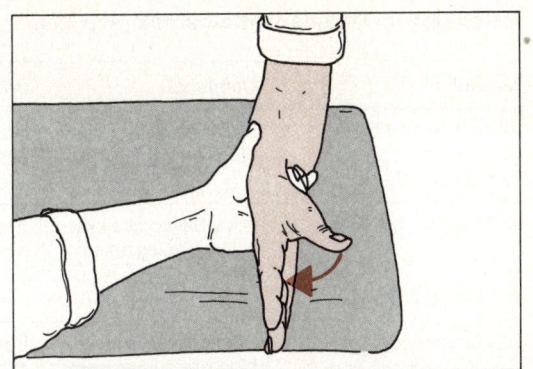

Abb. 72c

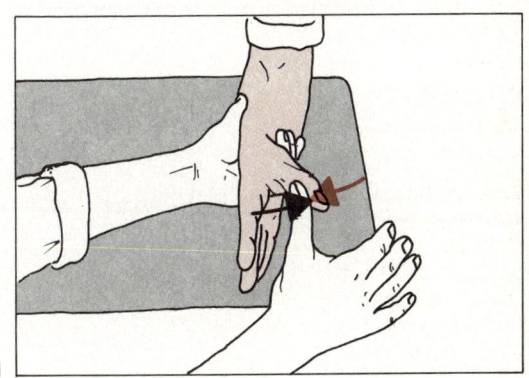

d

Extension im Daumensattelgelenk (Abb. **73a**)

Muskel		Ursprung	Ansatz
M. extensor poll. longus N. radialis (C7–C8)	**1**	Facies dorsalis ulnae, Membrana interossea	Basis der Endphalanx des Daumens
M. extensor poll. brevis N. radialis (C7–Th1)	**2**	Ulna, Membrana interossea, Facies dorsalis radii	Basis der Grundphalanx des Daumens
M. abductor poll. longus N. radialis (C7–C8)	**3**	Facies dorsalis ulnae, Membrana interossea, Facies dorsalis radii	Basis des Os metacarpale I

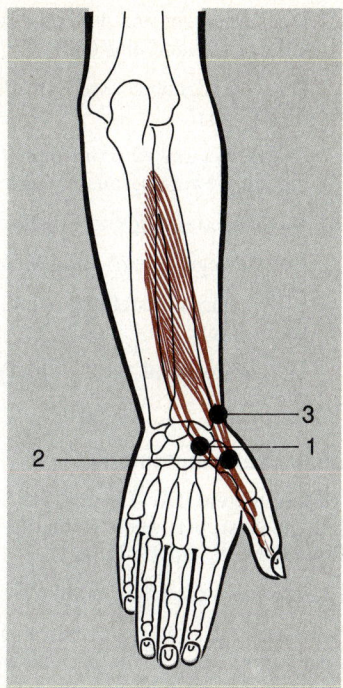

Abb. 73a

1 Für die Palpation liegen der Unterarm und die Hand des Patienten in Mittelstellung auf der Behandlungsbank. Das Handgelenk wird vom Prüfer fixiert (s. Abb. **73b** für den Test 2).

Die Bewegung wird bei einer leichten Abduktionsstellung im Daumensattelgelenk in der Sagittalebene durchgeführt. Der Daumen wird nach radial extendiert.

2 Der Unterarm und die Hand des Patienten liegen in Mittelstellung auf der Behandlungsbank.

Das Handgelenk wird in dieser Position vom Prüfer fixiert (Abb. **73b**).

Die Bewegung ist unter dem Test 1 beschrieben und wird bis zum halben Bewegungsausmaß durchgeführt.

3 Ausgangsstellung und Fixation entsprechend Test 2.

Die Bewegung wird endgradig ausgeführt.

4 5 6 Ausgangsstellung und Fixation entsprechend Test 2 (Abb. **73c**).

Der Widerstand wird vom Prüfer dorsal am Os metacarpale I gegeben.

Klinische Symptomatik

Verkürzungen: Die Flexion im Sattel-, Grund- und Endgelenk des Daumens ist, besonders wenn diese Bewegungen gemeinsam durchgeführt werden, eingeschränkt.

Ebenso kann die Ulnarabduktion im Handgelenk beeinträchtigt sein.

Schwäche: Die Repositionsbewegung des Daumens ist in der Kraft gemindert. Der Patient ist nicht in der Lage, die Hand zum Ergreifen größerer Gegenstände ausreichend zu öffnen.

Dieses klinische Bild finden wir bei einer Parese des N. radialis.

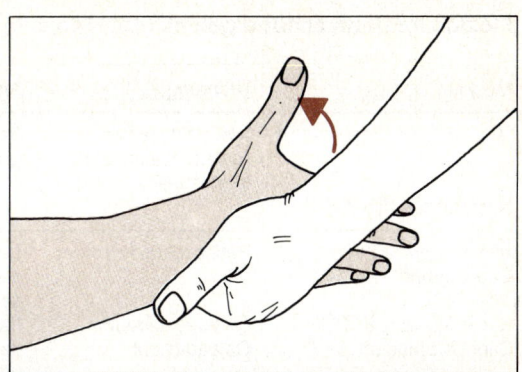

Abb. 73b

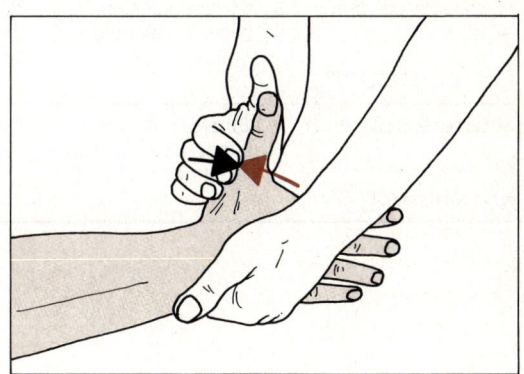

c

Flexion im Daumensattelgelenk (Abb. **74a** u. **b**)

Muskel		Ursprung	Ansatz
M. flexor poll. longus N. medianus (C6–C8)	**1**	Vorderfläche des Radius, Membrana interossea	Basis der Endphalanx des Daumens
M. flexor pol. brevis Caput superf.	**2**	Retinaculum flexorum	Radiales Sesambein des Daumengrund-gelenkes
N. medianus (C8–Th1) Caput profundum N. ulnaris (C8–Th1)		Os trapezoideum, Os trapezium	Radiales Sesambein des Daumengrund-gelenkes
M. abductor pol. brevis N. medianus (C8–Th1)	**3**	Os scaphoideum, Reti-naculum flexorum	Radiales Sesambein des Grundphalanx des Daumens
M. opponens pol. N. medianus (C6–C7)	**4**	Tuberculum ossis trapezii, Retinaculum flexorum	Radialer Rand des Os metacarpale I

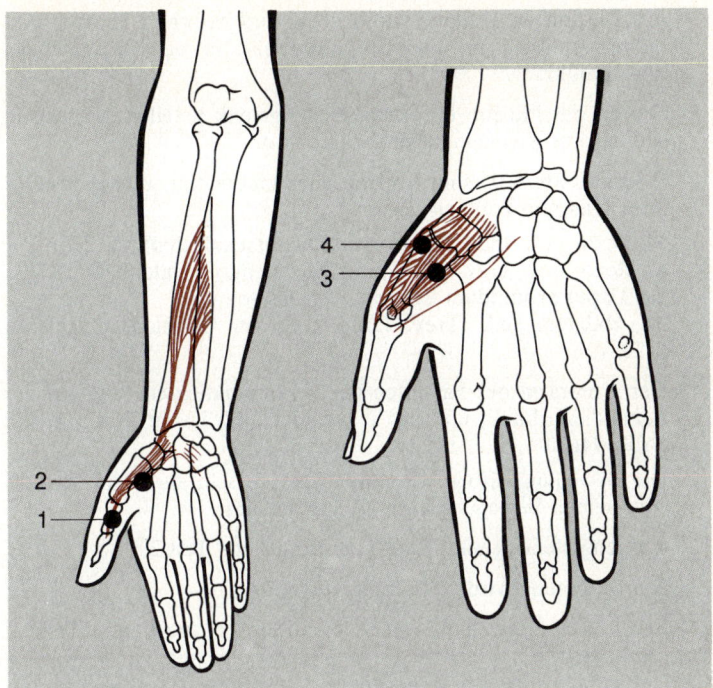

Abb. 74a   b

1 Für die Palpation der beteiligten Muskeln liegt der Unterarm des
   Patienten in Supinationsstellung auf der Behandlungsbank. Das
   Handgelenk wird vom Prüfer in dieser Position fixiert (s. Abb. **74c**
   für den Test 2).

Die Flexion im Daumensattelgelenk wird bei einer leichten Abduktionsstellung im Daumensattelgelenk in der Sagittalebene durchgeführt.

Die an der Flexion im Daumensattelgelenk beteiligten Muskeln sind schwer gegeneinander abzugrenzen.

Folgende Muskeln sind bei fraglicher Innervation günstiger unter ihrer Hauptfunktion zu tasten:

M. flexor poll. long. (Flexion im Daumenendgelenk, S. 226)
M. flexor poll. brev. (Flexion im Daumengrundgelenk, S. 234)
das Caput profundum ist nicht zu palpieren –
M. abductor poll. brev. (Abduktion im Daumensattelgelenk, S. 238)

2 Der Unterarm des Patienten liegt in Supinationsstellung auf der Behandlungsbank, und das Handgelenk wird vom Prüfer fixiert (Abb. **74c**).

Die Bewegung erfolgt wie unter Test 1 beschrieben und wird bis zum halben Bewegungsausmaß durchgeführt.

3 Ausgangsstellung und Fixation entsprechend Test 2.

Die Bewegung wird vollständig ausgeführt.

4 5 6 Ausgangsstellung und Fixation entsprechend Test 2 (Abb. **74d**).

Der Widerstand wird vom Prüfer volar am Os metacarpale I gegeben.

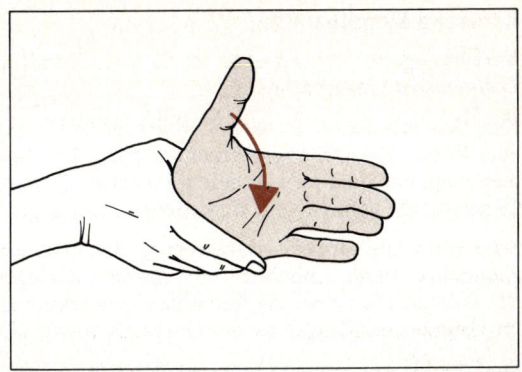

Abb. 74c

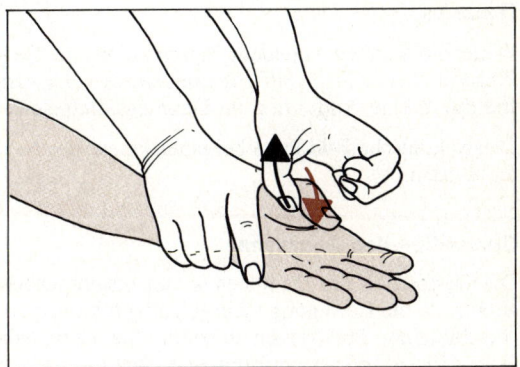

d

Klinische Symptomatik

Verkürzungen: Die Extension im Sattel-, Grund- und Endgelenk des Daumens ist eingeschränkt.

Der Daumen kann, je nach Verkürzungsgrad, nicht ausreichend in eine Repositionsstellung gebracht werden. Die Spannweite zwischen dem Daumen und den anderen Fingern verkleinert sich. Größere Gegenstände können vom Betroffenen nicht gegriffen werden.

Schwäche: Die Oppositionsbewegung des Daumens ist in der Kraft gemindert. Beim Anheben von schwereren Gegenständen versucht der Patient, die Schwäche durch den verstärkten Einsatz der Flexion im Grund- und Endgelenk des Daumens auszugleichen.

Sind die Flexoren ebenfalls ausgefallen oder geschwächt, kompensiert er die fehlende Funktion über eine Dorsalextension im Handgelenk. Sie führt zu einer passiven Flexion im Grund- und Endgelenk des Daumens.

Weiterhin können von dem Patienten kleine Gegenstände nicht im Pinzetten- oder Spitzgriff gehalten werden. Er versucht diese Schwäche durch eine Adduktion im Daumensattelgelenk auszugleichen.

Dieses klinische Bild kann bei einer Parese des N. medianus beobachtet werden.

Opposition des Daumens

Die Opposition des Daumens ist ein zusammengesetzter Bewegungsablauf, da die Bewegung mehrgelenkig funktioniert und eine Synergie verschiedener Funktionen darstellt. Sie kann daher nicht im Sinne einer Muskelfunktionsprüfung untersucht werden. Erst über die Summation der Prüfungsergebnisse aller an der Opposition beteiligten Funktionen kann eine Aussage über die Kraft erfolgen:

– Die Abduktion im Daumensattelgelenk.
  Sie ist eine Abspreizbewegung des Os metacarpale I in der frontalen Ebene.
– Die Flexion im Daumensattelgelenk.
  Sie erfolgt bei Abduktionsstellung im Daumensattelgelenk. Das Os metacarpale I wird bis an die Sagittalebene, die durch das Os metacarpale II gelegt wird, herangeführt.
– die Flexion im Daumengrundgelenk
– die Flexion im Daumenendgelenk.

Eine grobe Funktionsprüfung für die Opposition des Daumens kann durch Festhalten von Gegenständen, z. B. eines Stücks Papier, zwischen dem Daumen und den anderen Fingern erfolgen.

Bei einer Parese des N. medianus ist die Oppositionsbewegung geschwächt oder ausgefallen. Deutlich ist die Atrophie der Muskulatur im Bereich des Thenar.

Reposition des Daumens

Die Reposition des Daumens ist, wie die Opposition, eine mehrgelenkige Bewegung. Sie ist die Synergie verschiedener Funktionen und läßt sich nicht nach den Gesichtspunkten der Muskelfunktionsprüfung untersuchen. Nur die Beurteilung der an der Bewegung beteiligten Funktionen gibt uns differenziert Auskunft über den Bewegungsablauf:

– Die Abduktion im Daumensattelgelenk.
  Sie ist eine Abspreizbewegung des Os metacarpale I in der frontalen Ebene.
– Die Extension im Daumensattelgelenk.
  Sie erfolgt bei Abduktionsstellung im Daumensattelgelenk. Der Daumen wird nach radial extendiert.
– Die Extension im Daumengrundgelenk.
– Die Extension im Daumenendgelenk.

Bei einer Parese des N. radialis ist die Repositionsbewegung des Daumens geschwächt oder ganz ausgefallen.

Fingergelenke

Spreizen in den Fingergrundgelenken (Abb. 75a u. b)

Muskel		Ursprung	Ansatz
Mm. interossei dors. N. ulnaris (C8–Th1)	**1**	Zueinandergekehrte Seiten der fünf Metakarpalknochen	Basen der Grundphalangen, Dorsalaponeurosen 2–5
M. abductor digiti min. N. ulnaris (C8–Th1)	**2**	Os pisiforme, Lig. pisohamatum, Retinaculum flexorum	Ulnarer Rand der Basis der Grundphalanx V, Streckaponeurose des 5. Fingers
M. extensor dig. com. N. radialis (C6–C8)		Epicondylus lateralis humeri, Lig. collaterale lat., Lig. anulare radii, Fascia antebrachii	Basen der Grundphalangen, Dorsalaponeurose 2.–5. Finger

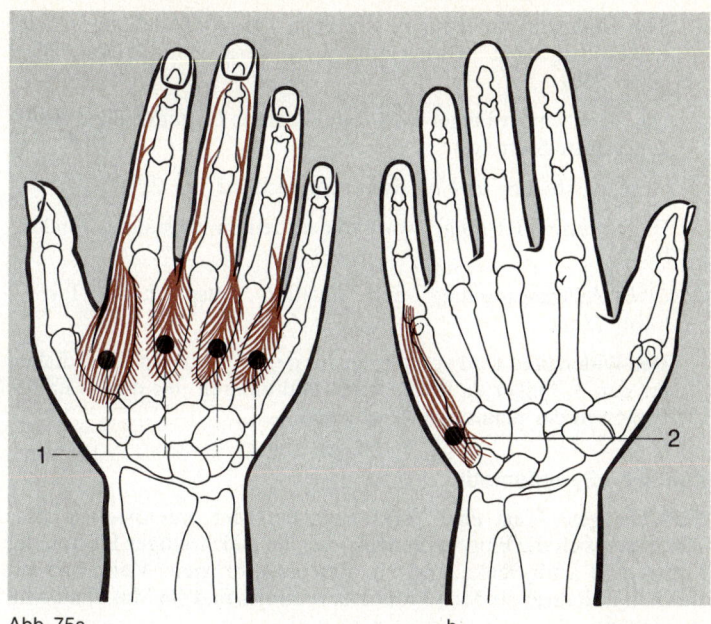

Abb. 75a   b

1 Für die Palpation liegt der Unterarm des Patienten in Pronationsstellung auf der Behandlungsbank. Das Handgelenk wird vom
Prüfer fixiert (s. Abb. **75c** für den Test 2).

2 Der Unterarm des Patienten liegt in Pronationsstellung auf der Behandlungsbank. Das Handgelenk wird vom Prüfer fixiert (Abb. **75b**).

Das Spreizen der Finger wird vom Patienten bis zum halben Bewegungsausmaß erreicht.

3 Ausgangsstellung und Fixation entsprechend Test 2.

Das Spreizen der Finger wird vom Patienten vollständig durchgeführt.

4 5 6 Ausgangsstellung und Fixation entsprechend Test 2 (Abb. **75c**).

Der Widerstand wird vom Prüfer für den 2. Finger an der radialen, für den 3. Finger an der radialen und ulnaren, für den 4. und 5. Finger an der ulnaren Seite gegeben.

Klinische Symptomatik

Verkürzungen: Liegt eine Verkürzung der Mm. interossei dorsales vor, lassen sich die Fingergrundgelenke, bei gleichzeitiger Flexion der Mittel- und Endgelenke, nicht in Extension bringen. Meist sind zur gleichen Zeit auch die Mm. interossei ventrales und die Mm. lumbricales verkürzt.

Schwäche: Zwischen den Metakarpalknochen und am Kleinfingerballen ist eine deutliche Atrophie sichtbar.

Sind die Mm. interossei dorsales geschwächt, befinden sich die Finger in Krallenstellung. Diese Krallenstellung entsteht durch das muskuläre Übergewicht des M. extensor dig. communis in den Fingergrundgelenken. Sie befinden sich dabei in Hyperextension, während die Mittel- und Endgelenke der Finger kompensatorisch durch den Zug der überdehnten Flexoren in den Grundgelenken flektiert sind.

Ist der M. extensor dig. communis von einer Schwäche betroffen, ist eine deutliche Kraftminderung bei der Extension in allen Fingergelenken und bei der Dorsalextension im Handgelenk festzustellen.

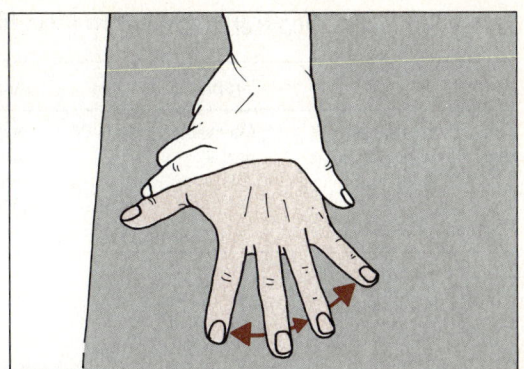

Abb. 75c

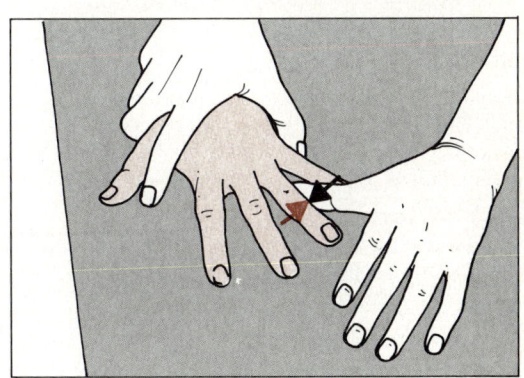

d

Schließen in den Fingergrundgelenken (Abb. **76a**)

Muskel	Ursprung	Ansatz
Mm. interossei palmares	Os metacarpale II, IV und V	Basen der Grundphalangen II, IV und V und der entsprechenden Dorsalaponeurosen

N. ulnaris (C8–Th1)

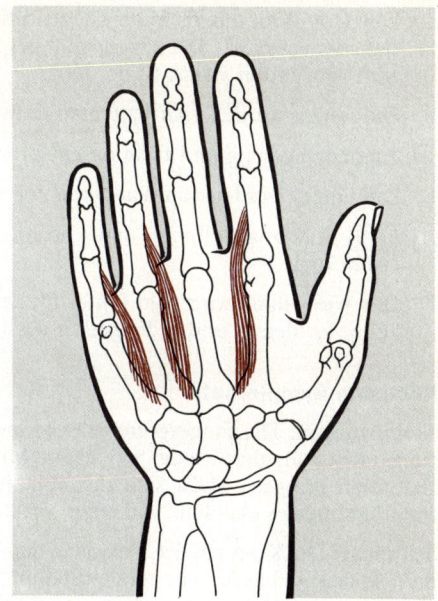

Abb. 76a

[1] Der Unterarm des Patienten liegt in Supinationsstellung auf der Behandlungsbank. Das Handgelenk wird vom Prüfer fixiert (s. Abb. **76b** für den Test 2).

Die Mm. interossei palmares sind nicht zu palpieren. Die Benotung 1 wird für eine sichtbare Zuckung gegeben.

2 Der Unterarm des Patienten liegt in Supinationsstellung auf der Behandlungsbank. Die Finger sind gespreizt und das Handgelenk wird vom Prüfer fixiert (Abb. **76b**).

Die Finger werden vom Patienten teilweise zueinander geführt.

3 Ausgangsstellung und Fixation entsprechend Test 2.

Die Finger werden vom Patienten vollständig geschlossen.

4 5 6 Ausgangsstellung und Fixation entsprechend Test 2 (Abb. **76c**).

Der Widerstand wird vom Prüfer für den 2. Finger an der ulnaren Seite, für den 4. und 5. Finger an der radialen Seite gegeben.

Klinische Symptomatik

Verkürzungen: Die Fingergrundgelenke lassen sich bei einer Verkürzung nicht mit gleichzeitig gebeugten Mittel- und Endgelenken in Extension bringen. Meist sind die Mm. interossei dorsales und die Mm. lumbricales ebenfalls von einer Verkürzung betroffen.

Schwäche: Die Kraft bei der Flexion in den Grundgelenken ist vermindert. Dabei ist häufig eine Krallenstellung der Finger zu sehen. Die Grundgelenke sind in Überstreckung und die Mittel- und Endgelenke in Beugung.

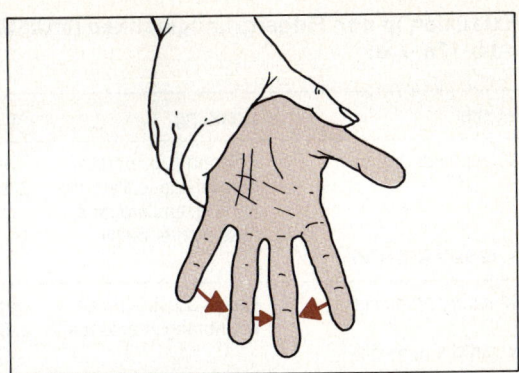

Abb. 76b

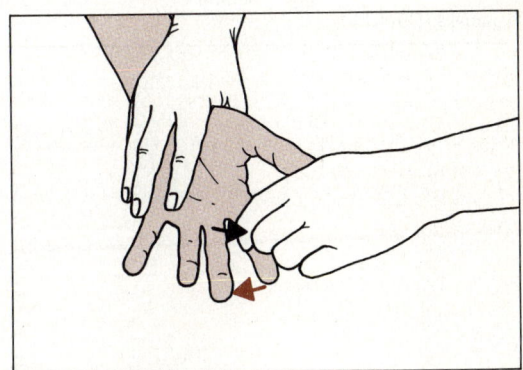

c

Extension in den Fingergrundgelenken (MCP-Gelenke)
(Abb. **77a** u. **b**)

Muskel		Ursprung	Ansatz
M. extensor dig. com. N. radialis (C6–C8)	**1**	Epicondylus lateralis humeri, Lig. collaterale lat., Lig. anulare radii, Fascia antebrachii	Dorsalaponeurose des 2. bis 5. Fingers
M. extensor indicis N. radialis (C6–C8)	**2**	Facies dorsalis ulnae, Membrana interossea	Dorsalaponeurose des 2. Fingers
M. extensor dig. minimi N. radialis (C6–C8)	**3**	Epicondylus lateralis humeri	Dorsalaponeurose des 5. Fingers

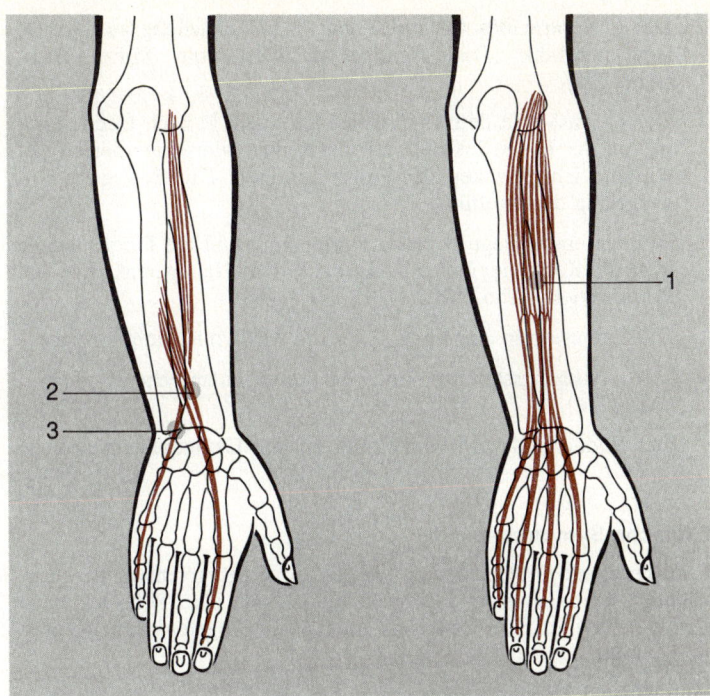

Abb. 77a   b

1 Für die Palpation liegt der Unterarm des Patienten in Pronation auf der Behandlungsbank. Die Hand wird vom Prüfer gehalten und das Handgelenk in Mittelstellung fixiert. Die Fingergrundgelenke befinden sich in leichter Flexion.

2 Der Unterarm des Patienten liegt in Mittelstellung auf der Behandlungsbank. Das Handgelenk wird vom Prüfer fixiert (Abb. 77c).

Die Extension in den MCP-Gelenken kann, je nach Dehnungsfähigkeit der Fingerflexoren, mit flektierten oder extendierten Mittel- und Endgelenken der Finger erfolgen. Die Bewegung wird endgradig durchgeführt.

3 Der Unterarm liegt in Pronationsstellung und die Finger hängen über die Kante der Behandlungsbank. Das Handgelenk wird vom Prüfer fixiert (Abb. 77d).

Die Extension in den MCP-Gelenken wird vollständig erreicht.

4 5 6 Ausgangsstellung und Fixation entsprechend Test 3 (Abb. 77e).

Der Widerstand wird vom Prüfer an den Grundphalangen gegeben.

Klinische Symptomatik

Verkürzungen: Die Flexion in sämtlichen Fingergelenken ist beeinträchtigt. Deutlich wird die Verkürzung, wenn eine Volarflexion im Handgelenk und eine Extension im Ellenbogengelenk hinzugenommen werden.

Eine länger bestehende Verkürzung mit gleichzeitiger Überbelastung dieser Muskeln kann Reizungen an den Ursprungssehnen am Epicondylus lateralis hervorrufen.

Schwäche: Eine Schwäche der beteiligten Muskeln, besonders des M. extensor dig. communis, führt neben einer Schwäche bei der Extension in den MCP-Gelenken ebenso zu einer Kraftminderung bei der Dorsalextension im Handgelenk.

Bei größerer Kraftminderung kann der Patient die Hand nicht aktiv öffnen. Um Gegenstände ergreifen zu können, bringt er das Handgelenk in Volarflexion, so daß sich die Hand passiv öffnet.

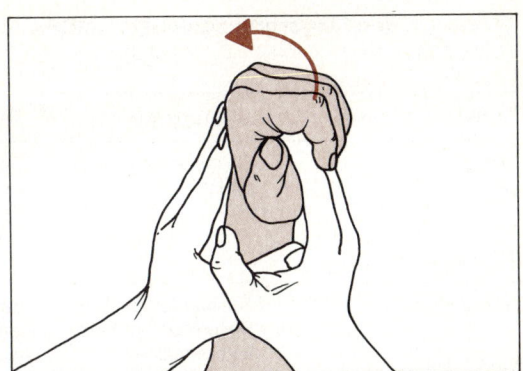

Abb. 77c

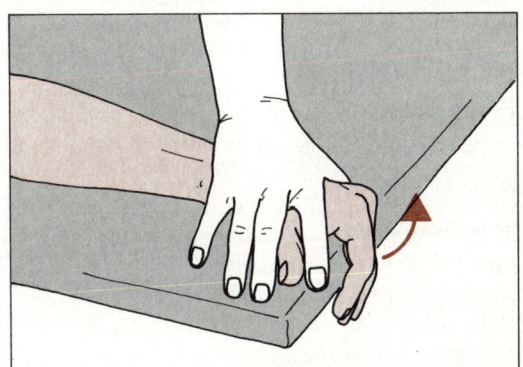

d

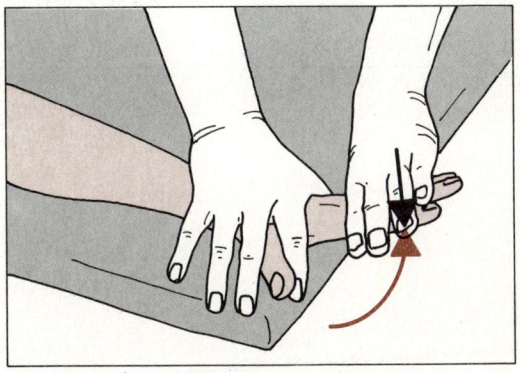

e

Flexion in den Fingergrundgelenken (MCP-Gelenken)
(Abb. **78a** u. **b**)

Muskel		Ursprung	Ansatz
Mm. interossei palmares N. ulnaris (C8–Th1)		Os metacarpale II, IV und V	Basen der Grundphalangen II, IV und V und den entsprechenden Dorsalaponeurosen
Mm. interossei dorsalis N. ulnaris (C8–Th1)	**1**	zueinandergekehrte Seiten der fünf Metakarpalknochen	Basen der Grundphalangen, Dorsalaponeurosen 2–5
Mm. lumbricales N. medianus N. ulnaris (C8–Th1)		radiale Seiten der Sehnen des M. flexor dig. prof.	Gelenkkapsel der Grundgelenke, Streckaponeurosen
M. flexor dig. sup. N. medianus (C7–Th1)	**2**	Epicondylus medialis humeri, Processus coronoideus, Radius	Mitte der Mittelphalangen des 2. bis 5. Fingers
M. flexor dig. prof. N. interosseus palm. des n. medianus, n. ulnaris (C7–Th1)		proximale 2/3. der Palmarfläche der Ulna, Membrana interossea	Basen der Endphalangen des 2. bis 5. Fingers
M. flexor dig. min. brevis N. ulnaris (C8–Th1)		Retinaculum flexorum, Hamulus des Os hamatum	Palmarfläche der Basis der Grundphalanx

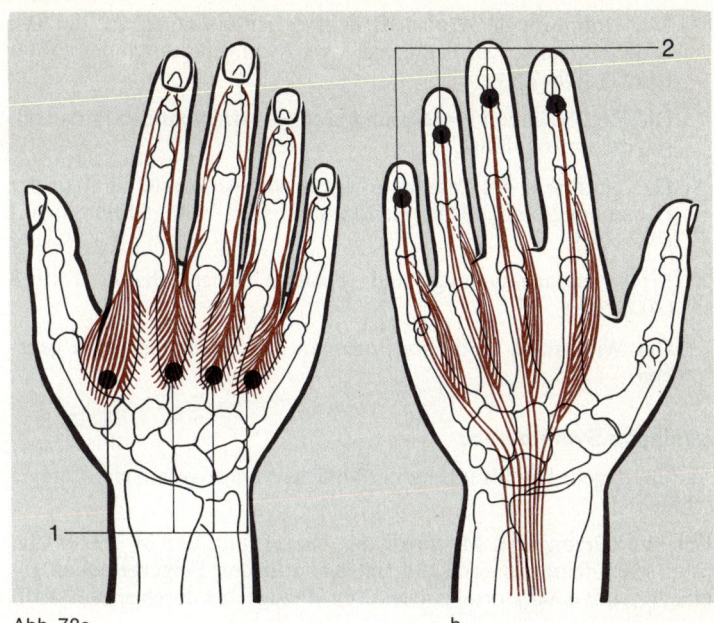

Abb. 78a   b

1 Der Unterarm des Patienten liegt für die Palpation in Supinationsstellung auf der Behandlungsbank.

Das Handgelenk wird vom Prüfer fixiert.

Die Mm. interossei palmares und die Mm. lumbricales können, da
sie in der Tiefe liegen und von anderen Muskeln bzw. Sehnen
überlagert werden, nicht getastet werden.

2 Der Unterarm des Patienten liegt in Mittelstellung auf der Behandlungsbank. Das Handgelenk wird von volar durch den Prüfer fixiert (Abb. **78c**).

Die Flexion in den Fingergrundgelenken wird vom Patienten vollständig durchgeführt.

3 Der Unterarm des Patienten liegt in Supinationsstellung auf der Behandlungsbank. Das Handgelenk wird vom Prüfer fixiert (Abb. **78d**).

4 5 6 Ausgangsstellung und Fixation entsprechend Test 3 (Abb. **78e**).

Der Widerstand wird vom Prüfer an den Grundphalangen gegeben.

Klinische Symptomatik

Verkürzungen: Die Streckung in sämtlichen Fingergelenken ist eingeschränkt.

Eine Verkürzung des M. flexor dig. superf. und des M. flexor dig. prof. wird deutlich, wenn die Extension in den Fingergelenken gemeinsam mit einer Dorsalextension im Handgelenk durchgeführt wird.

Schwäche: Eine Schwäche der beteiligten Muskeln hat neben einer Kraftminderung bei der Flexion in den Metakarpophalangealgelenken auch einen Kraftverlust bei der Flexion in den distalen und proximalen Interphalangealgelenken und bei der Volarflexion im Handgelenk zur Folge. Dieses bedeutet für den Patienten einen erheblichen Funktionsverlust, da der Faustschluß nur ungenügend durchgeführt werden kann. Schwerere Gegenstände können nicht unter Beibehaltung der Volarflexion angehoben werden.

Überwiegt die Schwäche bei der Flexion in den Metakarpophalangealgelenken, so sind die Mm. interossei und die Mm. lumbricales, als kräftigste Flexoren in diesen Gelenken, stärker betroffen. Klinisch können wir das Bild wie bei einer Parese des N. ulnaris beobachten.

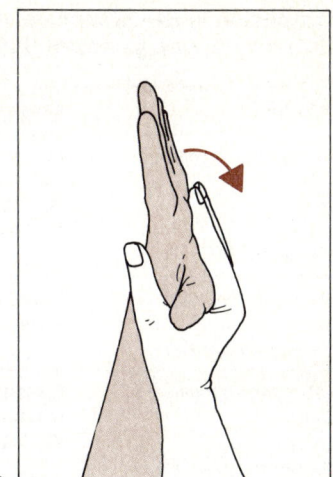

Abb. 78c

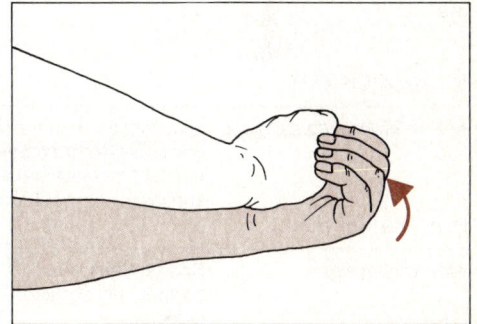

d

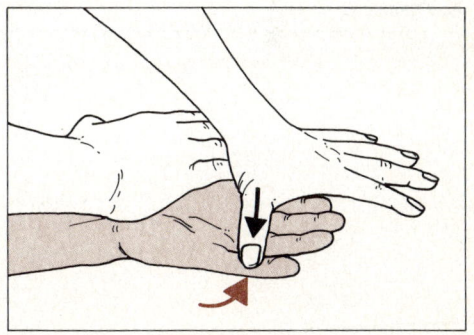

e

Extension in den proximalen und distalen Interphalangealgelenken (PIP- und DIP-Gelenke) (Abb. **79a** u. **b**)

Muskel	Ursprung	Ansatz
M. extensor digitorum **1** N. radialis (C6–C8)	Epicondylus lateralis humeri, Lig. collaterale lat., Lig. anulare radii, Fascia antebrachii	Dorsalaponeurosen des 2.–5. Fingers
M. extensor indicis N. radialis (C6–C8)	Facies dorsalis ulnae, Membrana interossea	Dorsalaponeurose des Zeigefingers
M. extensor digiti minimi N. radialis (C6–C8)	Epicondylus lateralis humeri, Lig. collaterale lat., Lig. anulare radii	Dorsalaponeurose des 5. Fingers
Mm. interossei palmares N. ulnaris (C8–Th1)	Os metacarpale II, IV und V	Basen der entsprechenden Grundphalangen, Dorsalaponeurosen
Mm. interossei dorsales **2** N. ulnaris (C8–Th1)	Zweiköpfig von den zueinandergekehrten Seiten der fünf Metakarpalknochen	Basen der Grundphalangen, Dorsalaponeurosen
Mm. lumbricales N. medianus N. ulnaris (C8–Th1)	Radiale Seiten der Sehnen des M. flexor dig. prof.	Gelenkkapseln der Grundgelenke, Dorsalaponeurosen

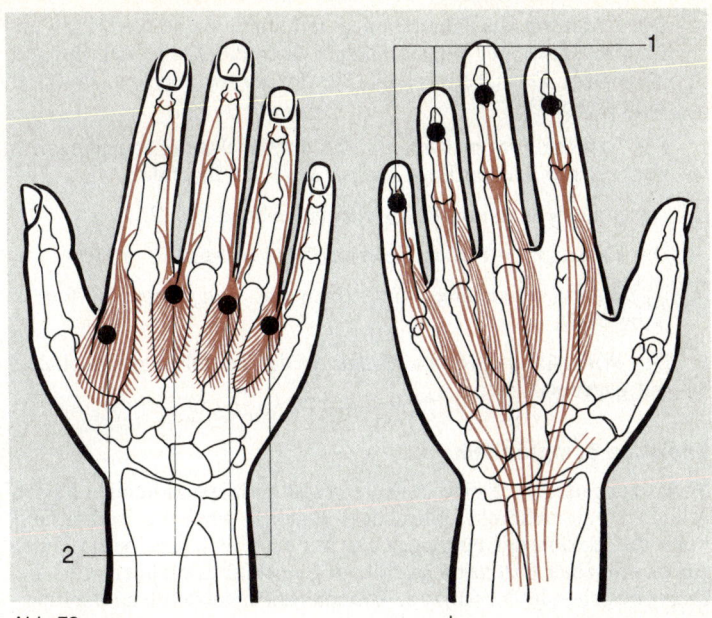

Abb. 79a   b

1 Für die Palpation liegt der Unterarm in Pronationsstellung auf der Behandlungsbank. Die Hand wird vom Prüfer gehalten und die Fingergrundgelenke von volar in Extension fixiert.

Die Mm. interossei palmares und die Mm. lumbricales werden von anderen Muskeln bzw. Sehnen überlagert und sind nicht zu palpieren.

2 Der Unterarm des Patienten liegt in Pronation und die Mittel- und Endphalangen der Finger hängen über die Kante der Behandlungsbank. Die Grundgelenke der Finger werden vom Prüfer fixiert (Abb. **79c**).

Die Extension im proximalen und distalen Interphalangealgelenk wird bis zum halben Bewegungsausmaß durchgeführt.

3 Ausgangsstellung und Fixation entsprechend Test 2.

Die Extension in beiden Gelenken wird vollständig erreicht.

4 5 6 Ausgangsstellung und Fixation entsprechend Test 2 (Abb. **79d**).

Der Widerstand wird vom Prüfer an den Mittel- und Endphalangen gegeben.

Klinische Symptomatik

Verkürzungen: Durch eine Verkürzung ist die Flexion in allen Fingergelenken eingeschränkt. Besonders deutlich wird die Verkürzung, wenn die Flexion der Fingergelenke mit einer Volarflexion im Handgelenk und einer Extension im Ellenbogengelenk kombiniert wird. Bei länger bestehender Verkürzung können Reizungen an den Ursprungssehnen am Epicondylus lateralis entstehen.

Eine Verkürzung der Mm. interossei und der Mm. lumbricales kann festgestellt werden, wenn die Grundgelenke der Finger in Extension und die Mittel- und Endgelenke in Flexion gebracht werden.

Schwäche: Eine Schwäche führt zu einer deutlichen Kraftminderung bei der Extension in allen Fingergelenken und bei der Dorsalextension im Handgelenk.

Sind die Mm. interossei und die Mm. lumbricales betroffen, so ist die Kraft bei der Flexion in den Metakarpophalangealgelenken und beim Spreizen und Schließen in den Fingern herabgesetzt.

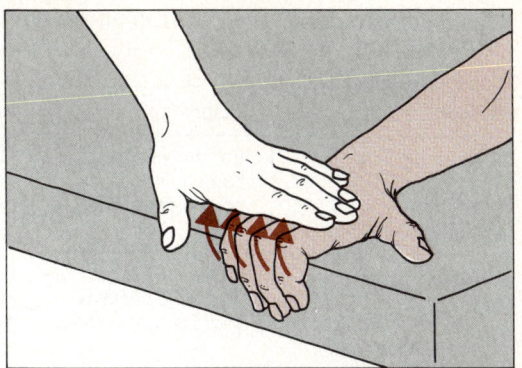

Abb. 79c

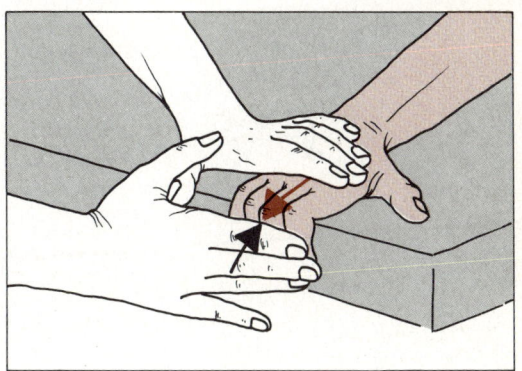

d

**Flexion in den proximalen Interphalangealgelenken
(PIP-Gelenke)** (Abb. **80a** u. **b**)

Muskel		Ursprung	Ansatz
M. flexor dig. sup.	**1**	Epicondylus medialis humeri, Processus coronoideus, Radius	Mitte der Mittelphalangen des 2. bis 5. Fingers
N. medianus (C7–Th1)			
M. flexor dig. prof.	**2**	Proximale 2/3. der Palmarfläche der Ulna, Membrana interossea	Basen der Endphalangen des 2. bis 5. Fingers
N. interosseus aus N. medianus und N. ulnaris (C6–Th1)			

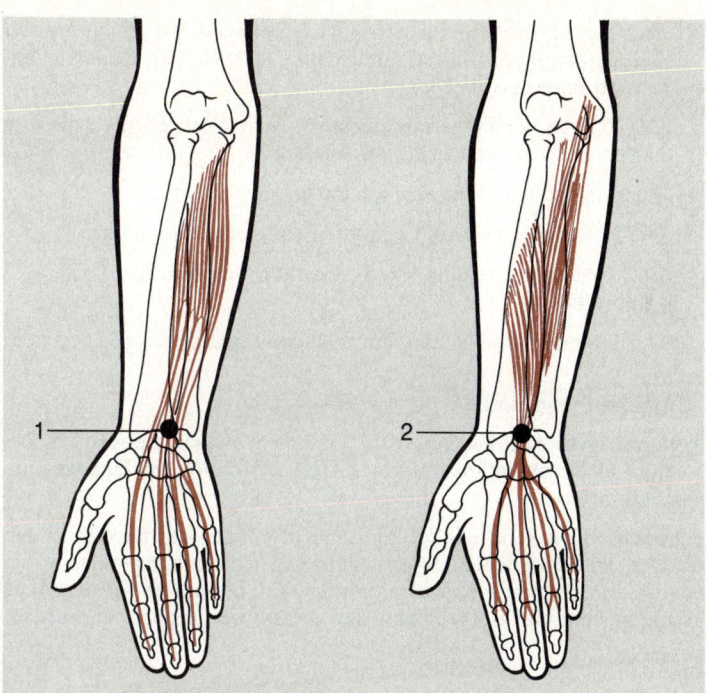

Abb. 80a   b

1 Für die Palpation liegt der Unterarm des Patienten in Supinationsstellung auf der Behandlungsbank.

Die Grundgelenke der Finger werden in Extension vom Prüfer
fixiert (s. Abb. **80c** für den Test 2).

2 Der Unterarm des Patienten liegt in Supinationsstellung auf der Behandlungsbank. Die Grundgelenke werden vom Prüfer in Extension fixiert (Abb. **80c**).

Die Flexion der Fingermittelgelenke wird vom Patienten bis zum halben Bewegungsausmaß durchgeführt.

3 Ausgangsstellung und Fixation entsprechend Test 2.

Die Bewegung wird vom Patienten endgradig ausgeführt.

4 5 6 Ausgangsstellung und Fixation entsprechend Test 2 (Abb. **80d**).

Der Widerstand wird vom Prüfer an den Mittelphalangen gegeben.

Klinische Symptomatik

Verkürzungen: Die Extension in sämtlichen Fingergelenken ist, besonders in Kombination mit einer Dorsalextension im Handgelenk, eingeschränkt.

Schwäche: Eine Kraftminderung ist nicht nur bei der Flexion in den distalen und proximalen Interphalangealgelenken sondern auch bei der Volarflexion im Handgelenk vorhanden. Schwerere Gegenstände können nicht unter Beibehaltung der Volarflexion angehoben werden.

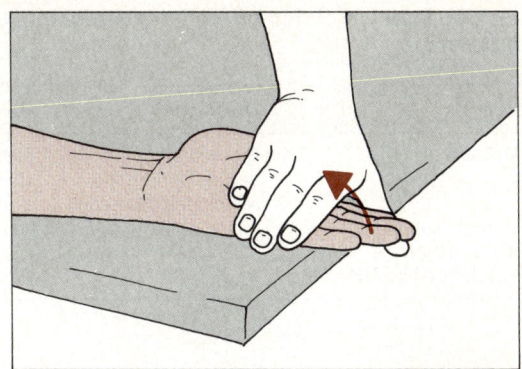

Abb. 80c

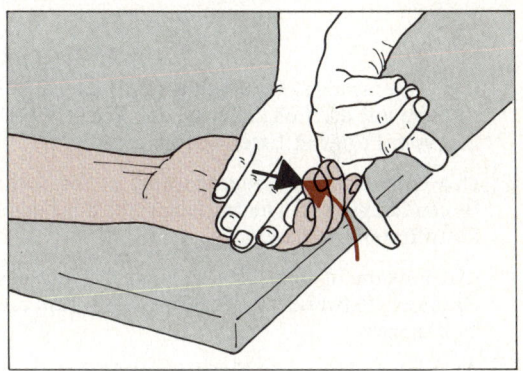

d

Flexion in den distalen Interphalangealgelenken (DIP-Gelenke)
(Abb. **81a**)

Muskel	Ursprung	Ansatz
M. flexor dig. prof. **1** N. interosseus aus N. medianus und N. ulnaris (C6–Th1)	Proximale 2/3. der Pal- marfläche der Ulna, Membrana interossea	Basen der Endphalan- gen des 2. bis 5. Fin- gers

1 Der Unterarm des Patienten wird für die Palpation in Supinationsstellung auf die Behandlungsbank gelegt. Die Mittelgelenke werden vom Prüfer in Extension fixiert.

2 Der Unterarm des Patienten liegt in Supinationsstellung auf der
Behandlungsbank. Die Mittelgelenke der Finger werden vom Prüfer in Extension fixiert.

Die Flexion in den distalen Interphalangealgelenken wird vom
Patienten teilweise durchgeführt. Der Test erfolgt für jedes Gelenk einzeln.

3 Ausgangsstellung und Fixation entsprechend Test 2.

Die Bewegung wird endgradig durchgeführt.

4 5 6 Ausgangsstellung und Fixation entsprechend Test 2
(Abb. **81b**).

Der Widerstand wird vom Prüfer an der Endphalanx der Finger
gegeben.

Klinische Symptomatik

Verkürzungen: Die Extension in sämtlichen Fingergelenken ist, besonders in Kombination mit einer Dorsalextension im Handgelenk,
eingeschränkt.

Schwäche: Die Kraft bei der Flexion der Finger und des Handgelenkes
ist gemindert.

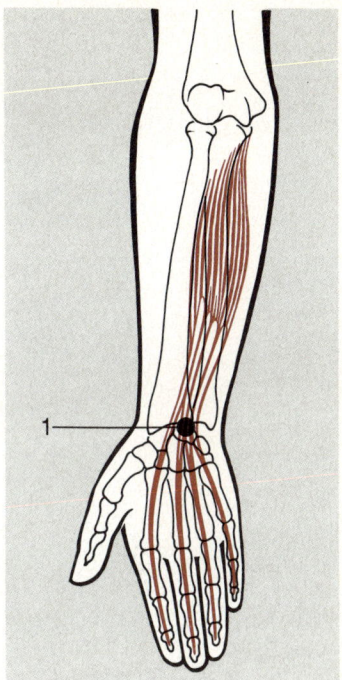

Abb. 81a

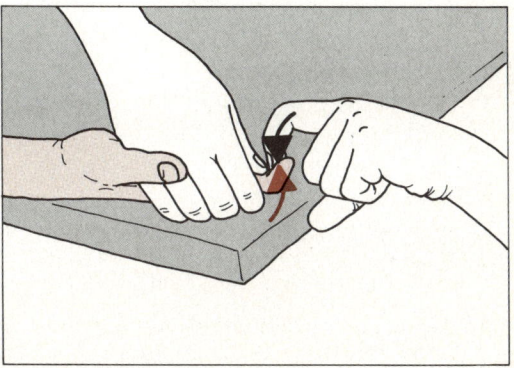

Abb. 81b

Obere Extremitäten

Klinische Bilder
Beispiele aus der Praxis

Im folgenden Abschnitt werden die wichtigsten und in der praktischen Arbeit am häufigsten auftretenden peripheren Lähmungsformen der oberen Extremität beschrieben.

Die Kenntnis über das klinische Bild dieser Lähmungsformen hat für die Diagnostik und Therapie eine große Bedeutung.

Neben dem Funktionsverlust entstehen sichtbare Atrophien, notwendige Ausweichbewegungen und Sekundärschäden.

Scapula alata basierend auf einer Läsion der folgenden peripheren Nerven

N. thoracicus longus (C5–C7)

N. accessorius (Hirnnerv mit eigenem Kerngebiet in der Medulla oblongata; mit einer Zellsäule herunterreichend bis in Höhe C5/6)

N. dorsalis scapulae (C4–C5)

Je nach Läsion des entsprechenden Nervs sind der M. serratus anterior (N. thoracicus longus), der M. trapezius (N. accessorius) oder die Mm. rhomboidei (N. dorsalis scapulae) betroffen.

Das klinische Merkmal bei allen drei Lähmungsformen ist die Scapula alata.

Die verschiedenen Kombinationen von paretischer und intakter Muskulatur bestimmen die Stellung des Schulterblattes zur Wirbelsäule und zum Thorax im Ruhezustand und in der Bewegung.

Fällt die ventrolateralwärts gerichtete Zugkraft des **M. serratus anterior** aus, wird das Schulterblatt durch die Kraft des M. trapezius und der Mm. rhomboidei näher zur Wirbelsäule herangezogen. Der mediale Schulterblattrand ist deutlich von der Thoraxwand entfernt. Die Elevation des Armes kann nicht endgradig ausgeführt werden, da die dazu erforderliche Drehung des Schulterblattes nur noch teilweise vom M. trapezius durchgeführt werden kann. Während der Bewegung verstärkt sich die Scapula alata (Abb. 82).

Ist durch eine Schädigung des N. accessorius der **M. trapezius** geschwächt, weicht das Schulterblatt durch den Zug des M. serratus anterior und des M. pectoralis minor von der Wirbelsäule nach lateralventral ab. Der mediale Schulterblattrand entfernt sich etwas von der Thoraxwandung, was beim Heben des Armes wieder durch den Zug des M. serratus anterior ausgeglichen werden kann. Jedoch ist auch hier keine volle Elevation zu erwarten (Abb. 83).

Beim Ausfall der **Mm. rhomboidei** ist die Scapula alata am wenigsten

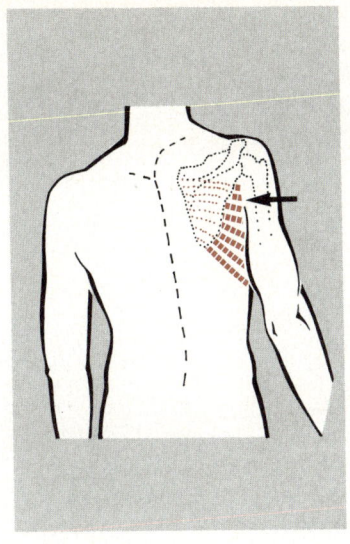
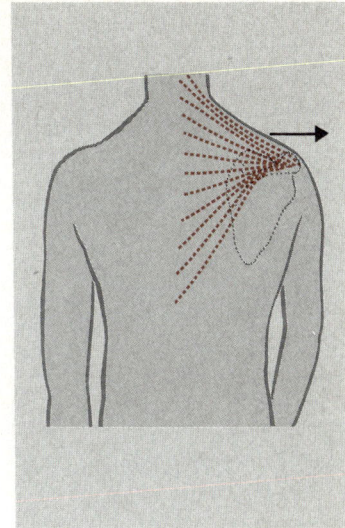

Abb. 82   Abb. 83

ausgeprägt. Das Schulterblatt weicht auch hier etwas von der Wirbelsäule ab. Die Drehung des Schulterblattes kann jedoch vollständig
über den M. serratus anterior und über den M. trapezius ausgeführt
werden, so daß eine volle Elevation des Armes durchgeführt werden
kann (Abb. **84**).

Scapula alata bei muskulärer Schwäche

Eine fehlerhafte Haltung, mit einer starken Kyphose in der Brustwirbelsäule, tritt meist in Kombination mit einer muskulären Schwäche
der Mm. rhomboidei und des M. trapezius auf.

Bei mangelndem Trainingszustand ist die Scapula alata häufig zu beobachten.

Das Schulterblatt weicht von der Wirbelsäule ab, und der mediale
Schulterblattrand ist von der Thoraxwand entfernt. Das volle Bewegungsausmaß wird bei der Elevation im Schultergelenk oft nicht erreicht, und eine Minderung der Kraft beim Heben des Armes ist
vorhanden. Hält der Betroffene ein leichtes Gewicht mit nach vorn
gestreckten Armen, so sieht man nach kurzer Zeit, wie sich die Schul-
terblattränder von der Thoraxwand lösen (Matthiaß I, II, III).

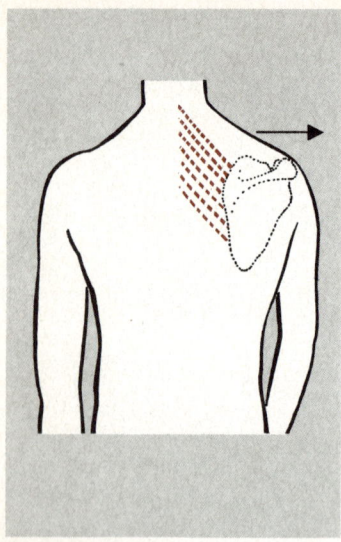

Abb. 84

Dieses muskuläre Defizit führt zu Überlastungserscheinungen der an der Schulter angreifenden kontraktilen und nicht kontraktilen Strukturen.

Obere Plexusparese (Erb-Duchenne-Lähmung)

Ursachen für eine Läsion des oberen Plexus sind meist direkte traumatische Einwirkungen, z. B. häufig nach Motorradunfällen.

Es handelt sich um eine Schädigung der Nerven aus den Halsmarksegmenten C5, C6 und seltener C7.

Die aus diesen Segmenten versorgten Muskeln können, je nach Sitz des Verletzungsortes, unterschiedlich stark geschwächt sein, da sie in der Regel aus mindestens 2 Segmenten innerviert werden. Die Paresen zeigen sich vor allem an folgenden Muskeln:

Muskel	*Innervation*
M. deltoideus	N. axillaris (C4–C6)
M. teres minor	N. axillaris (C4–C6)
M. supraspinatus	N. suprascapularis (C4–C6)

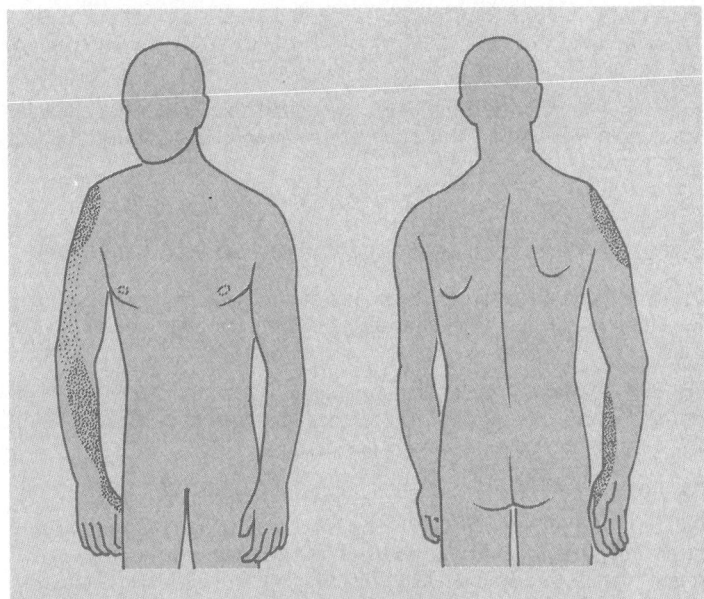

Abb. 85

M. infraspinatus	N. suprascapularis (C4–C6)
M. serratus anterior	N. thoracicus longus (C5–C7)
Mm. rhomboidei	N. dorsalis scapulae (C4–C5)
M. biceps brachii	N. musculocutanaeus (C5–C6)
M. brachioradialis	N. radialis (C5–C6)
M. supinator	N. radialis (C5–C6)

Das klinische Bild

Durch den Ausfall des **M. deltoideus,** der **Mm. supra-** et **infraspinatus** und des **M. teres minor** hängt der Arm in Innenrotation schlaff am Körper herunter. Die Schulter ist nach vorn gezogen, und der mediale Schulterblattrand ist, durch den Ausfall des **M. serratus anterior** und der **Mm. rhomboidei,** im Sinne einer Scapula alata von der Thoraxwand entfernt.

Deutlich sichtbar ist die Atrophie im Bereich des **M. deltoideus** und des **M. biceps brachii.** Der Oberarmkopf befindet sich in einer Subluxationsstellung, mit der typischen „Delle" unterhalb des Akromions (Abb. **85**).

Die wichtigsten Funktionen, die durch die Parese verloren gehen, sind das Heben des Armes nach vorn und zur Seite sowie das Beugen des Armes im Ellenbogengelenk.

Das Heben des Armes kann nur ungenügend über das Hochziehen der Schulter in Verbindung mit einer Seitneigung des Rumpfes kompensiert werden.

Untere Plexusparese (Typ Dejerine Klumpke)

Bei der Läsion des unteren Plexus handelt es sich um eine Schädigung der Nerven aus den Rückenmarksegmenten C8–Th1, mitunter auch C7.

Von der Lähmung sind die kleinen Handmuskeln und die Fingerflexoren betroffen, seltener die Flexoren des Handgelenkes. Die Sensibilität ist im Bereich des N. ulnaris gestört.

Das klinische Bild:

Die Hand befindet sich, durch das Überwiegen der Extensoren und durch den Ausfall der **Mm. interossei** und **Mm. lumbricales** (Extension in den Mittel- und Endgelenken der Finger), in Krallenstellung.

Lähmung des N. suprascapularis (C4–C6)

Bei einer Parese des N. suprascapularis sind der M. supraspinatus und der M. infraspinatus betroffen. Der **M. supraspinatus** wirkt neben der Abduktion im Schultergelenk auch als gelenksichernder Muskel.

Sein Ausfall wirkt sich auf die Abduktion, durch einen Ausdauerverlust, nur geringfügig aus, da der M. deltoideus die Bewegung allein durchführen kann. Die gelenksichernde Funktion besteht darin, die kraniale Kapselpartie des Schultergelenkes zu spannen, den Humeruskopf während der Abduktion in die Pfanne zu pressen. Eine Lähmung führt, durch das Fehlen dieser gelenksichernden Funktion, zu Überlastungserscheinungen anderer Schultermuskeln, wie z. B. des Caput longum des M. biceps brachii, des M. subscapularis oder des M. teres minor.

Der Ausfall des **M. infraspinatus** führt zu einem erheblichen Kraftverlust bei der Außenrotation im Schultergelenk, da nur noch der M. teres minor und die hintere Portion des M. deltoideus diese Funktion ausführen können. Gemeinsam mit M. teres minor, wirkt der M. infraspinatus als hinterer Kapselspanner. Sie verhindern eine Luxation des Humeruskopfes nach hinten. Bei einem Ausfall des M. infraspina-

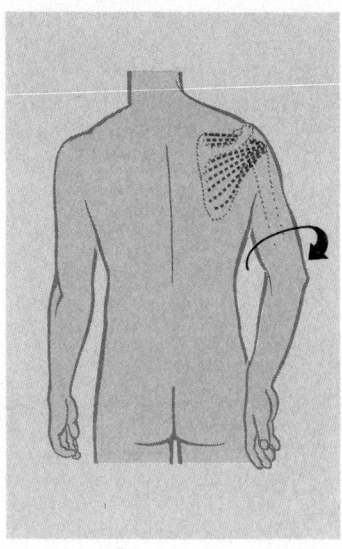

Abb. 86

tus kommt es zu Überlastungserscheinungen anderer Schultergelenks-
muskeln, wie z. B. des M. subscapularis oder/und des M. teres minor
(Abb. **86**).

Bei länger bestehender Lähmung wird die Atrophie des M. infraspinatus unter der Spina scapulae deutlich sichtbar. Der M. supraspinatus
wird vom M. trapezius überlagert, so daß eine Atrophie dieses Muskels nicht so auffällig ist.

Lähmung des N. axillaris (C4–C6)

Der Nerv wird meist durch Schulterluxationen, Oberarmfrakturen
oder auch durch den Druck von Achselstützen geschädigt.

Die motorischen Auswirkungen betreffen den **M. deltoideus** und den
M. teres minor. Dadurch ist das Heben des Armes nach vorn und zur
Seite erheblich geschwächt und die Außenrotation des Armes ist eben-
falls in der Kraft gemindert.

Über den M. supraspinatus kann die Abduktion und über das Caput
longum des M. biceps brachii, den M. coracobrachialis und den M.
pectoralis major die Elevation des Armes noch teilweise ausgeführt
werden. Für die Außenrotation des Armes ist der M. infraspinatus
noch vorhanden.

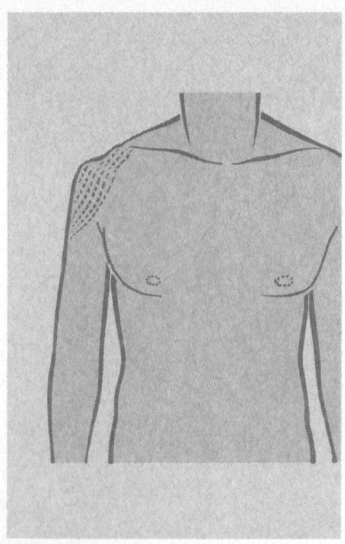

Abb. 87

Die Kraftminderung ist bei allen drei Bewegungen sehr deutlich.

Bei länger bestehenden Paresen sieht man, durch die Atrophie des M. deltoideus, deutlich die Veränderung des Schulterreliefs. Die Schulter ist flacher und das Akromion tritt eckig hervor.

Die fehlende muskuläre Sicherung führt zu Überdehnungen der kontraktilen und nicht kontraktilen Strukturen und damit zu einer Subluxation oder sogar Luxation der Schulter im Glenohumeralgelenk (Abb. **87**).

Lähmung des N. musculocutaneus (C5–C6)

Der N. musculocutaneus versorgt den **M. biceps brachii,** den **M. brachialis** und den **M. coracobrachialis.**

Dementsprechend ist die Beugung im Ellenbogengelenk die hauptsächlich betroffene Funktion. Nur sehr schwach und nicht endgradig können der M. brachioradialis, der M. pronator teres, der M. flexor carpi rad., der M. flexor carpi ulnaris und das Caput humerale des M. flexor dig. superf. die Bewegung ausführen.

Die Elevation des Armes kann noch recht gut, wenn auch schwächer

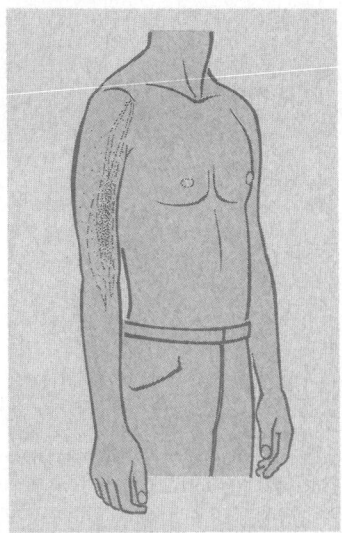

Abb. 88

über den M. deltoideus und dem M. pectoralis major (Pars clavicularis et Pars sternalis) durchgeführt werden.

Die Supination des Unterarmes ist durch den Ausfall des M. biceps brachii deutlich in der Kraft gemindert.

Auffallend ist die Abflachung des Muskelreliefs im Bereich der Oberarmbeuger und die völlige Streckung des herunterhängenden Armes (Abb. 88).

Lähmung des N. radialis (C5–C8)

Das klinische Bild einer Radialisparese ist immer abhängig vom Ort der Schädigung, da vom Nerv am Oberarm und am Unterarm in verschiedenen Höhen die motorischen Äste abzweigen.

So sind bei Schädigungen in der Achselhöhle sämtliche vom N. radialis innervierten Muskeln betroffen. Dies sind der **M. triceps brachii,** der **M. brachioradialis,** der **M. supinator,** sämtliche **Finger-** und **Handgelenksextensoren** sowie der **M. abductor poll. long.**

Das bedeutet daß die Ellenbogenstreckung völlig ausfällt, die Beugung im Ellenbogengelenk ist etwas schwächer, die Supination ist deutlich

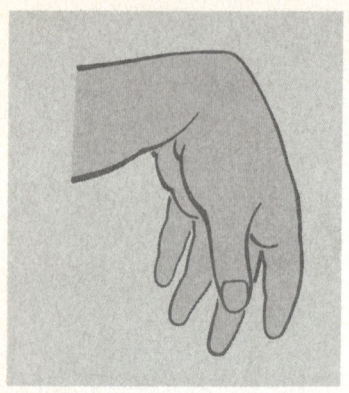

Abb. 89

und die Pronation des Unterarmes bis zur Mittelstellung ebenfalls in der Kraft gemindert, und die aktive Streckung im Handgelenk und in den Fingergelenken ist nicht mehr durchzuführen.

Wird der Nerv am Oberarm geschädigt, distal der Abzweigung für den M. triceps brachii, so bleibt die Streckung im Ellenbogengelenk voll erhalten.

Liegt die Läsion am Unterarm, sind noch die Extensoren der Finger und des Handgelenkes ausgefallen. Somit ist die Fallhand, unabhängig vom Ort der Schädigung, immer ein charakteristisches Zeichen für eine Radialisparese (Abb. **89**).

Lähmung des N. ulnaris (C8–Th1)

Das klinische Bild einer Ulnarisparese wird hauptsächlich durch den Ausfall der **Mm. interossei** und der dadurch entstehenden Krallenhand bestimmt. Weiterhin fallen die beiden ulnaren **Mm. lumbricales,** das **Caput profundum des M. flexor poll. brevis,** der **M. adductor poll.** und die Muskeln des **Kleinfingerballens** aus.

Bei Schädigungen im Bereich des Ellenbogens sind zusätzlich der M. flexor carpi ulnaris, der M. palmaris long. und der M. flexor dig. profundus für den 4. und 5. Strahl betroffen.

Die für die Ulnarisparese typische Krallenhand läßt sich durch den Ausfall der einzelnen Muskeln und des daraus entstehenden Übergewichtes der Gegenspieler erklären. Auffallend ist die Hyperextension in den Fingergrundgelenken, besonders des 4. und 5. Fingers (Abb. **90**).

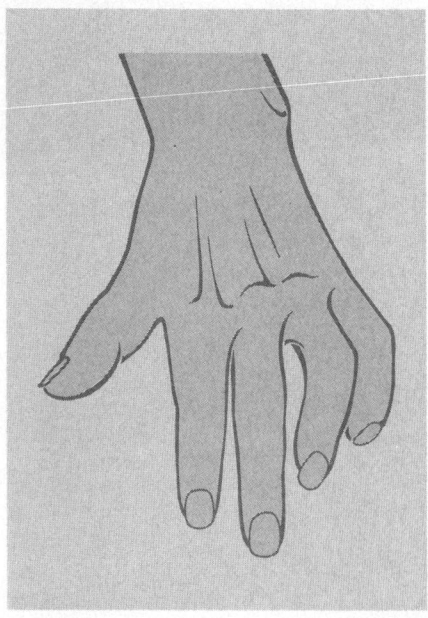

Abb. 90

Die Mm. interossei und Mm. lumbricales haben die größte beugende Wirkung auf die Grundgelenke der Finger. Somit erlangen die Fingerextensoren beim Ausfall dieser Muskeln ein Übergewicht in den Grundgelenken. Der 2. und 3. Finger ist von dieser Überstreckung weniger betroffen, da die beiden Mm. lumbricales und sämtliche langen Fingerflexoren hier noch intakt sind.

Der Daumen ist abduziert und im Grundgelenk überstreckt ("signe de Jeanne"). Durch die Lähmung des M. adductor poll. erlangen die Abduktoren des Daumens ein Übergewicht, und durch die Schwäche des Caput breve des M. flexor poll. brevis bewirken die Strecker eine Hyperextension im Grundgelenk.

Der Ausfall des M. adductor pollicis ist die Ursache für das positive Froment-Zeichen: Will der Betroffene ein Stück Papier im Pinzettengriff festhalten, wird die Schwäche des Muskels über den Einsatz des M. flexor poll. long. kompensiert, und das Daumenendgelenk wird flektiert.

Bei länger bestehenden Paresen ist die Atrophie zwischen den Os metacarpale und am Kleinfingerballen deutlich sichtbar.

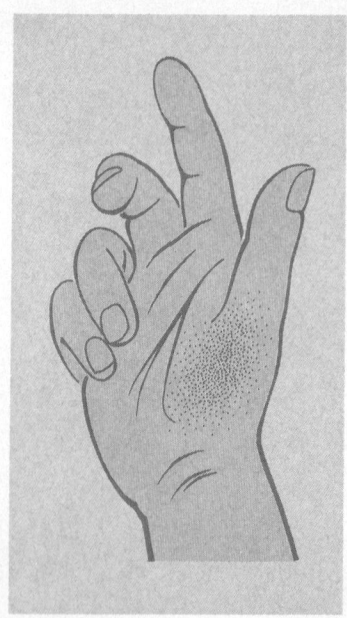

Abb. 91

Lähmung des N. medianus (C5–Th1)

Bei einer hohen Parese des N. medianus entsteht das charakteristische
Bild eines Schwurhand:

Das Handgelenk befindet sich in Dorsalextension, da der **M. flexor
dig. superf.** und der **M. flexor dig. prof.** für den 2. und 3. Strahl sowie
der **M. flexor carpi rad.** ausgefallen sind. Daumen, Zeige- und Mittel-
finger sind durch die Schwäche des **M. flexor poll. long.**, des **M. flexor
dig. superf.**, des **M. flexor dig. prof.** (2. und 3. Strahl) und der
2 medialen **Mm. lumbricales** in Streckstellung. Außerdem liegt der
Daumen flach dem Zeigefinger an, da der **M. abductor poll. brev.**, der
M. opponens poll. und das **Caput superficialis** des **M. flexor poll.
brevis** auch betroffen sind (Abb. **91**).

Wird der N. medianus distal der Unterarmmitte geschädigt, besteht
nur eine Lähmung der medianusinnervierten kleinen Handmuskeln.

In beiden Fällen führt die Parese bei längerem Bestehen zu einer
deutlichen Atrophie des Daumenballens (einer sog. Affenhand).

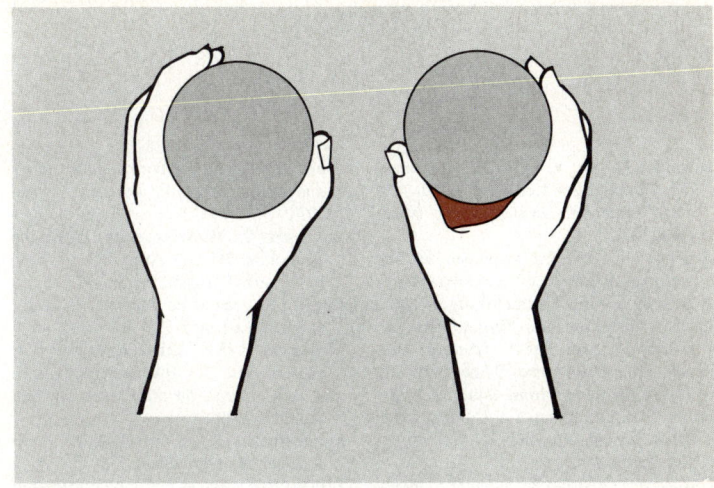

Abb. 92

Ebenso ist in beiden Fällen das sog. Flaschenzeichen positiv: Wenn ein
Glas oder eine Flasche mit der betroffenen Hand gefaßt werden soll,
kann der Daumen nicht genügend abduziert werden, so daß die
Schwimmhaut zwischen Daumen und Zeigefinger nicht dem Gegenstand anliegt (Abb. **92**).

Die Oppositionsbewegung des Daumens ist beeinträchtigt. Sie wird
nur noch durch eine Beugung im Endgelenk teilweise ausgeführt. Die
pronatorische Kreiselung des Daumens fehlt völlig.

Literatur

Benninghoff, A., K. Goertler: Lehrbuch der Anatomie des Menschen, Band. 1, 9. Aufl. Urban & Schwarzenberg, München 1964

Bruegger, A.: Die Erkrankungen des Bewegungsapparates und seines Nervensystemes, 2. Aufl. Fischer, Stuttgart 1980

Daniels, Worthingham: Muskelfunktionsprüfung, 4. Aufl. Fischer, Stuttgart 1982

Feneis, H.: Anatomisches Bildwörterbuch, 6. Aufl. Thieme Verlag, Stuttgart 1988

Frisch, H.: Programmierte Untersuchung des Bewegungsapparates, 1. Aufl. Springer, Berlin 1983

Gustavsen, R.: Trainingstherapie. Thieme, Stuttgart, New York 1984

Hoppenfeld, S.: Orthopädische Neurologie. Enke, Stuttgart 1980

Kahle, W., H. Leonhardt, W. Platzer: Taschenatlas der Anatomie, Bd. 1 und Bd. 3, 5. Aufl. Thieme, Stuttgart 1986

Kapandji, I. A.: Funktionelle Anatomie der Gelenke, Bd. 1: Obere Extremität, 1984, Bd. 2: Untere Extremität, 1985, Bd. 3: Rumpf und Wirbelsäule, 1985. Enke, Stuttgart

Kendall, H. O., F. P. Kendall, Wadsworth, G. E.: Muscles, Testing and Function, 2nd ed. Williams & Wilkins 1971

Klein-Vogelbach, S.: Funktionelle Bewegungslehre, 2. Aufl. Springer, Berlin 1977

von Lanz, T., W. Wachsmuth: Praktische Anatomie, Bd. 1/3 Arm, Bd. 1/4 Bein und Statik. Springer, Berlin 1972

Lewitt, K.: Manuelle Medizin, 2. Aufl. J. Barth, Leipzig 1977

Meinecke, F.-W.: Verletzungen der Wirbelsäule und des Rückenmarks – spezielle Chirurgie für die Praxis. Thieme, Stuttgart 1980

Mumenthaler, M.: Neurologie, 9. Aufl. Thieme, Stuttgart 1990

Pernkopf, E.: Atlas der topographischen und angewandten Anatomie des Menschen, Bd. 1 u. 2, 2. Aufl. Urban & Schwarzenberg, München, 1980

Sobotta, J., H. Becher: Atlas der Anatomie des Menschen, Bd. 1 u. 3, 17. Aufl. Urban & Schwarzenberg, München, 1972

Tittel, K.: Beschreibende und funktionelle Anatomie des Menschen, 8. Aufl. Fischer, Stuttgart 1978

Winkel, Vleeming, Fisher, Meijer, Vroege: Nichtoperative Orthopädie, Teil 1: Anatomie in vivo; Teil 2: Diagnostik. Fischer, Stuttgart 1985

Sachverzeichnis